常见精神疾病临床路径丛书

总主编　张克让

抑郁障碍规范化诊疗及临床路径

主　编　刘志芬　李忻蓉

科 学 出 版 社

北　京

内 容 简 介

本书依据各类抑郁障碍病程特点、症状特点、疾病风险、是否伴发躯体疾病及治疗方案等因素，构建了抑郁障碍分段式临床路径。本版继续延续上一版分段式临床路径组织架构，同时新增了抑郁障碍研究进展、抑郁障碍规范化诊疗进展等建立抑郁障碍临床路径的循证证据，增加重要节点的关卡模式，强化医院业务流程管理、规章制度建设，实现临床路径各环节闭环管理。全书突出抑郁障碍的规范化诊治与临床路径的实施等，具有新颖性、实用性、可读性和条理性。本书可供精神科医生、护士、技术人员和管理者阅读使用。

图书在版编目（CIP）数据

抑郁障碍规范化诊疗及临床路径 / 刘志芬，李忻蓉主编. —北京：科学出版社，2017.6

（常见精神疾病临床路径丛书 / 张克让主编）

ISBN 978-7-03-053804-8

Ⅰ.①抑… Ⅱ.①刘… ②李… Ⅲ.①抑郁障碍–诊疗 Ⅳ.①R749.4

中国版本图书馆 CIP 数据核字（2017）第 137767 号

责任编辑：康丽涛 / 责任校对：张小霞
责任印制：赵 博 / 封面设计：吴朝洪

科学出版社 出版
北京东黄城根北街 16 号
邮政编码: 100717
http://www. sciencep. com

三河市骏杰印刷有限公司 印刷
科学出版社发行 各地新华书店经销

*

2017 年 6 月第 一 版 开本：720×1000 1/16
2018 年 2 月第二次印刷 印张：10 1/2
字数：188 000

定价：45.00 元

（如有印装质量问题，我社负责调换）

《抑郁障碍规范化诊疗及临床路径》编委会

主　编　刘志芬　李忻蓉

副主编　罗锦秀　郭先菊　范乃康　郭晋政　齐志宏

编　委　（按姓氏汉语拼音排序）

白丽娟　曹　德　范乃康　郭晋政　郭先菊

胡晓东　黄朝阳　康效明　雷　蕾　李伟荣

李忻蓉　李永红　刘晋丽　刘志芬　罗锦秀

齐志宏　王建国　吴建杰　西　颖　赵　冰

序

精神疾病属多因子复杂疾病，临床表现复杂多样，现有诊治主要依据临床症状。在缺乏精准指标的现状下，规范化诊治显得更为重要。临床路径是规范诊治的重要手段之一，也是医疗保险支付的基础与保障。

2009 年卫生部印发了《临床路径管理指导原则（试行）》，涵盖 112 个常见病种的临床路径，但并未涉及精神疾病临床路径。于是，我们团队成立了精神疾病临床路径编制小组，编制了《常见精神疾病临床路径（草案）》。后历经三年的临床应用和三次修订，形成了《常见精神疾病分段临床路径（内部试用版）》。2012 年卫生部印发了双相情感障碍等 5 个重性精神疾病临床路径，在此原则的指导下，编制小组对《常见精神疾病分段临床路径（内部试用版）》再次修订并在临床应用，最终于 2014 年编著出版了《常见精神疾病临床路径》一书。该书出版后得到了众多同行的关注，并提出了许多宝贵意见。

2016 年始，我们编制小组又在《常见精神疾病临床路径》的基础上，采纳了众多专家同行的意见和建议，纳入了国内外相关研究进展，结合医疗保险支付改革的现况进行了再次修订。修订后的临床路径由于内容较多，篇幅较大，为便于应用，将其分为《抑郁障碍规范化诊疗及临床路径》、《双相情感障碍规范化诊疗及临床路径》、《精神分裂症规范化诊疗及临床路径》、《焦虑障碍规范化诊疗及临床路径》及《常见精神疾病规范化护理及临床护理路径》共五个分册。

在《常见精神疾病临床路径丛书》付梓之际，感谢所有为本丛书做出贡献的专家学者。由于编者水平有限，书中难免存在不妥之处，恳请读者批评指正。

山西医科大学心理卫生研究所

山西医科大学第一医院精神卫生科

张克让

2017 年 6 月

前　言

抑郁障碍是最常见的精神障碍之一，其终身患病率在美国为 16.9%，中国为为 7%左右。它不仅影响着个体的身心健康、社会功能，而且有很高的自杀风险，约 2/3 的抑郁症患者曾有自杀观念和行为，其中 10%～15%自杀成功。不仅如此，抑郁症的复发率也很高，并随患病次数的增加呈上升趋势。根据 WHO 全球疾病负担的研究，预计到 2020 年抑郁障碍将成为仅次于心血管病的第二大疾病负担源。

然而，由于精神学科发展较落后，诊疗技术的不成熟，诊疗流程的不规范，从而导致抑郁障碍的低治愈率、高复发率、高致残率、高疾病负担。因此，改变抑郁障碍诊疗现状，规范诊疗行为，建立抑郁障碍临床路径管理势在必行。2009 年我国卫生部颁发了《临床路径管理指导原则（试行）》，并下发了 100 个常见病种的临床路径，但并没有精神疾病临床路径。我院精神卫生专业诊疗团队，依据我院精神卫生科已建立多年的较为成熟、规范化诊疗的流程，参照卫生主管部门下发的其他专业临床路径模板，初步制定了我院精神疾病临床路径，经过反复的预试验及修订形成了第一版常见精神疾病临床路径，并于 2010 年正式实施。此后反复修订 3 次，形成了常见精神疾病分段临床路径。并在 2012 年底卫生部下发《卫生部办公厅关于印发双相情感障碍等 5 个重性精神病病种临床路径的通知》指导原则后，再次修订，于 2014 年出版《常见精神疾病临床路径》。

《常见精神疾病临床路径》出版 3 年来在全国精神领域引起了较大反响，也有许多兄弟省份应用于临床。随着抑郁障碍的临床循证研究及临床经验的不断积累，尤其是在 2015 年《中国抑郁障碍防治指南》（第二版）出版以后，有关抑郁障碍的防治也有了新的证据与经验。加之上一版未将各种精神疾病分开阐述，所以编写一本涵盖抑郁障碍最新研究进展与在此基础上实施的规范化诊疗，以及配套的临床路径方案的指导用书就迫在眉睫。

本书延续了分段式临床路径组织架构，同时新增了抑郁障碍研究进展、抑郁障碍规范化诊疗进展等建立抑郁障碍临床路径的循证证据，增加重要节点的关卡模式，强化医院业务流程管理、规章制度建设，实现临床路径各环节闭环管理。全书突出抑郁障碍的规范化诊治与临床路径的实施等，具有新颖性、实用性、可读性和条理性的特点。由于时间及条件限制，本书仍有不足或错误之处，欢迎同行批评指正。

编　者

2017 年 3 月

目　　录

第一章　抑郁障碍概述 ……… 1
第一节　抑郁障碍的临床表现及流行病学 ……… 1
第二节　抑郁障碍的诊疗现状及诊疗模式 ……… 5
第三节　抑郁障碍的临床路径现况 ……… 6
第二章　抑郁障碍研究进展 ……… 7
第一节　抑郁障碍的病因学研究进展 ……… 7
第二节　抑郁障碍的评估研究进展 ……… 14
第三节　抑郁障碍的诊断研究进展 ……… 22
第四节　抑郁障碍的治疗研究进展 ……… 35
第三章　抑郁障碍的规范化诊疗 ……… 51
第一节　抑郁障碍的规范化诊断 ……… 51
第二节　抑郁障碍的规范化治疗 ……… 51
第四章　抑郁障碍临床路径 ……… 56
第一节　抑郁障碍临床路径标准住院流程 ……… 56
第二节　抑郁障碍临床路径文本 ……… 57
第三节　抑郁障碍临床路径表单 ……… 96
第四节　抑郁障碍临床路径知情同意书 ……… 123
第五节　抑郁障碍临床路径满意度调查 ……… 124
第六节　抑郁障碍临床路径实施质量控制 ……… 125
第七节　抑郁障碍临床路径实施信息化管理系统 ……… 131
第五章　精神疾病相关重点检查及治疗说明 ……… 134
第一节　精神疾病检查相关说明 ……… 134
第二节　精神疾病治疗相关说明 ……… 137

第三节 精神疾病疗效评估相关说明 ……139
第四节 影响精神疾病治疗效果的临床因素说明 ……139
主要参考文献 ……141
附录 1 卫生部临床路径管理相关文件及抑郁症临床路径（2012 年） ……143
附录 2 精神疾病临床路径监护、评估表单 ……152
附录 3 精神疾病临床路径变异记录表 ……157

第一章　抑郁障碍概述

第一节　抑郁障碍临的床表现及流行病学

一、抑郁障碍的临床表现

抑郁障碍是最常见的精神障碍之一，是一类由各种原因引起的以显著而持久的心境低落为主要临床特征的心境障碍。

抑郁障碍的核心症状主要表现为情绪低落、兴趣减退及精力缺乏。其心境低落与处境不相称，可以从闷闷不乐到悲痛欲绝，甚至发生木僵，部分患者会出现明显的焦虑和运动性激越，严重者可以出现幻觉、妄想等精神病性症状。部分患者存在自伤、自杀行为，甚至因此死亡。除此之外，抑郁症还有心理症状及躯体症状，发作至少持续 2 周。

抑郁发作的表现可分为核心症状、心理症状群与躯体症状群三方面。

（一）核心症状

情感症状是抑郁障碍的主要表现，包括自我感受到或他人可观察到的心境低落，高兴不起来，兴趣减退甚至丧失，无法体会到幸福感，甚至会莫名其妙出现悲伤。低落的心境几乎每天都存在，一般不随环境变化而好转。但一天内可能出现特征性的昼夜差异，如有些患者晨起心境低落最为严重，傍晚开始好转。

抑郁的核心症状包括心境或情绪低落、兴趣缺乏及乐趣丧失。

1. 情绪低落　主要表现为显著而持久的情感低落、抑郁悲观。情绪的基调是低沉、灰暗的。患者常常诉说自己心情不好、不高兴。可出现典型的抑郁面容，如额头紧锁、双眉间呈“川”字形。终日愁眉苦脸、忧心忡忡、郁郁寡欢、长吁短叹。程度轻的患者感到闷闷不乐，凡事缺乏兴趣，任何事情都提不起劲。程度重的可痛不欲生、悲观绝望，有度日如年、生不如死之感。

2. 兴趣缺乏　是指患者对各种以前喜爱的活动或事物缺乏兴趣，典型者对任何事物无论好坏等缺乏兴趣，离群索居，不愿见人。

3. 快感缺失　指患者丧失了体验快乐的能力，不能从平日从事的活动中获得乐趣。有些抑郁患者有时可以在百无聊赖的情况下参加一些活动，主要是由自己单独参与的活动，如看书、看电影、电视，从事体育活动等，因此表面看来患者的兴趣仍存在，但进一步询问可以发现患者无法在这些活动中获得乐趣，从事这些活动主要目的希望能从悲观失望中摆脱出来。

以上三主征是相互联系的，可以在一个患者身上同时出现，互为因果。但也有不少患者只以其中一两种症状突出。有的患者不认为自己情绪不好，但却对周围事物不感兴趣。

（二）心理症状群

抑郁发作还包含许多心理学症状，可分为心理学伴随症状（焦虑、自罪自责、精神病性症状、认知症状及自杀观念和行为、自知力等）和精神运动型症状（精神运动型兴奋与精神运动性激越等）。有时这些体验比抑郁心境更为突出，因而可能掩盖抑郁心境导致漏诊或误诊。

1. 焦虑　焦虑与抑郁常常伴发，而且经常成为抑郁障碍的主要症状之一。患者表现为心烦、担心、紧张、胡思乱想，担心失控或发生意外等，有些患者可表现出易激惹、冲动，常常因过度担忧而使注意力不集中加重。可伴发一些躯体症状，如胸闷、心慌、尿频、出汗等，躯体症状可以掩盖主观的焦虑体验而成为临床主诉。

2. 思维迟缓　患者表现为思维联想速度减慢、反应迟钝、思路闭塞、思考问题困难，自觉“脑子像是生了锈的机器”或是“像涂了一层糨糊一样”。决断能力降低，变得优柔寡断、犹豫不决，甚至对一些日常小事也难以顺利做出决定。临床上可见主动言语减少，语速明显减慢，声音低沉，对答困难，严重者交流无法顺利进行。在抑郁发作的基础上患者会产生“三无症状”，感到无用、无助与无望。

（1）无用：自我评价降低，认为自己生活毫无价值，充满了失败，一无是处。认为自己对别人带来的只有麻烦，不会对任何人有用，认为别人也不会在乎自己。

（2）无助：感到自己无能为力，孤立无援，无法求助他人，他人也无法帮助自己。对自己的现状缺乏改变的信心和决心。常见的叙述是感到自己的现状如疾病状态无法好转，对治疗失去信心。

（3）无望：认为自己没有出路，没有希望。想到将来，感到前途渺茫。预见自己的工作要失败、财政要崩溃、家庭要出现不幸。此症状常与自杀观念密切相关，在临床上应注意鉴别。

3. 认知症状　情感低落常会影响患者的认知功能，主要表现为近事记忆力下降、注意力障碍，抽象思维能力差、学习困难，空间知觉、眼手协调及思维灵活性等能力减退。神经心理测验或全面的精神检查可以发现这些认知损害表现。当抑郁症状缓解后这些一过性认知功能损害可恢复到病前正常水平。需要注意的是，老年抑郁患者的情感症状可不典型，就诊时可能以认知损害为特征，严重者可达类痴呆程度，容易被误诊。因此，对于表现为痴呆综合征症状的患者，需要仔细识别和治疗潜在的抑郁障碍。此外，认知扭曲也是主要特征之一，如对各种事物均作出悲观、消极的解释，将周围一切事物都看成灰色的。

4. 自责自罪　是抑郁心境的一种“加工”症状。在悲观失望的基础上，会产生自责自罪。患者会过分地贬低自己，总以批判的眼光、消极的否定态度看待自己。严重时患者会对自己的过失无限制的“上纲上线”，产生深深的内疚甚至罪恶感，认为自己罪孽深重，必须受到社会的惩罚，达到了罪恶妄想的程度。

5. 自杀观念和行为　严重的抑郁患者常常伴有消极自杀的观念和行为。他们脑中反复盘旋与死亡有关的念头，感到生活中的一切都没有意义，活着没意思、没劲，甚至思考自杀的时间、地点和方式。抑郁患者的自杀观念常比较顽固，反复出现。临床工作者应对曾经有过自杀观念或自杀企图的患者保持高度警惕，应反复提醒家属及其照料者将预防自杀作为长期任务，并认真做好自杀风险的评估和预防。

6. 精神运动性迟滞或激越　精神运动性迟滞患者在心理上表现为思维发动的迟缓和思流的缓慢。在行为上表现为显著持久的抑制。不想做事，不想学习工作，不愿外出，不愿参加平常喜欢的活动或业余爱好。不愿和周围人接触交往，常闭门独居、疏远亲友、回避社交。严重者个人卫生都不顾及，蓬头垢面、不修边幅，甚至发展为不语、不动、不食，可达亚木僵或木僵状态，成为“抑郁性木僵”。激越患者则与之相反，脑中反复思考一些没有目的的事情，思维内容无条理，大脑持续处于紧张状态。但由于无法集中注意力来思考一个中心议题，因此思维效率下降，无法进行创造性思考，在行为上则表现为烦躁不安、紧张，有手指抓握、搓手顿足或踱来踱去等症状。有时不能控制自己的动作，但又不知道自己因何烦躁。

7. 精神病性症状　包括妄想或幻觉。内容与抑郁状态和谐的称为与心境相和谐的（mood-congruent）妄想，如罪恶妄想、无价值妄想、躯体疾病或灾难妄想、嘲弄性或谴责性的听幻觉等；而内容与抑郁状态不和谐的称为与心境不和谐的（mood-incongruent）妄想，如被害或自我援引妄想、没有情感色彩的幻听等。这些妄想一般不具有精神分裂症的特征，如原发性、荒谬性等。

8. 自知力　相当一部分抑郁障碍患者自知力完整，能够主动求治并描述自己的病情和症状。但严重的抑郁障碍患者会出现自知力问题。如存在明显自杀倾向者自知力可能有所扭曲，缺乏对自己当前状态的清醒认识，甚至完全失去求治愿望。伴有精神病性症状者自知力不完整甚至完全丧失自知力的比例更高。

（三）躯体症状群

躯体症状在抑郁障碍患者中并不少见，包括：睡眠、饮食、体重和行为活动表现等方面。此外，部分患者还存在疼痛、心动过速、口干、便秘等症状。

1. 睡眠障碍　是抑郁障碍最常伴随的症状之一，也是不少患者的主诉。表现为入睡困难、睡眠轻浅、早醒、睡眠感缺失等。其中以入睡困难最为多见，一般比平时延时半小时以上；而以早醒最具有特征性，一般比平时早醒 2～3 小时，醒后不能再入睡。与这些典型表现不同的是，在不典型抑郁患者可以出现睡眠过多、贪睡的情况。

2. 饮食及体重变化　主要表现为食欲下降和体重减轻。食欲减退的发生率约为 70%。轻者表现为食不甘味、没有胃口，但进食量不一定出现明显减少，此时患者体重改变在一段时间内可能不明显。严重者完全丧失进食的欲望，进食后觉腹胀、胃部不适，体重明显下降，甚至导致营养不良。不典型抑郁患者则可见食欲亢进和体重增加。

3. 精力丧失　表现为无精打采、疲乏无力、懒惰，感到筋疲力尽、疲惫不堪、能力下降。常常诉说“太累了”、“完成不了任务”及“没劲、缺乏动力”等。有些患者主诉“腿上像灌了铅一样”，感觉非常沉重。常与精神运动性迟滞相伴随。

4. 昼重夜轻　即抑郁情绪在晨间加重，大约 50%的患者情绪低落呈现出此波动变化。患者清晨一睁眼，就在为新的一天担忧、不能自拔，有度日如年之感；在下午和晚间则有所减轻。此症状是“内源性抑郁”的典型表现之一。但是也有些心因性抑郁患者的症状则可能在下午或晚间加重，与之恰恰相反。

5. 性功能障碍　可以是性欲的减退乃至完全丧失。有些患者勉强维持有性行为，但无法从中体验到乐趣。女性患者会出现月经紊乱、闭经等症状。

6. 其他非特异性躯体症状　抑郁障碍患者有时以躯体其他症状作为主诉，因而长期在综合医院门诊反复就诊，被诊断为各种自主神经功能紊乱。与疑病症状不同的是这类患者只是诉说这类症状，希望得到相应的治疗，但并未因此而产生牢固的疑病联想，认为自己得了不治之症。当然，抑郁症伴发疑病症状的并不少见。这类非特异性症状包括头痛、颈痛等躯体任何部位的疼痛，口干、出汗、视物模糊、心慌、胸闷、喉头肿胀、恶心、呕吐、胃部烧灼感、胃肠胀气、消化不良、便秘、尿频、尿急等。

二、抑郁障碍流行病学

根据国际精神疾病流行病学调查（ICPS，2003）资料，在全球10个国家（包括美洲、欧洲和亚洲）37 000个成人样本中，抑郁障碍的终生患病率差异很大，从日本的3%到美国的16.9%，大多数国家为8%～12%；亚太地区资料显示为1.1%～19.9%。2007年，Moussavi等总结了参与WHO调查的60个国家的资料，用ICD-10为诊断工具，显示抑郁障碍的年患病率为3.2%，合并其他精神障碍时抑郁障碍的年患病率增加为9.3%～23.0%。

2009年，北京安定医院的马辛等采用复合型国际诊断交谈检查量表（CIDI 1.0），对北京市4767名成人进行抑郁障碍的流行病学研究。结果发现，抑郁障碍患者的终身患病率为5.3%，其中男性终身患病率为4.4%，女性终身患病率为6.3%。抑郁障碍的年患病率为3.2%，其中男性年患病率为2.8%，女性年患病率为3.8%。我国至今仍缺乏全国样本的新近患病率资料。

根据WHO全球疾病负担的研究，预计到2020年抑郁障碍将成为仅次于心血管病的第二大疾病负担源。1990年至2010年25种常见疾病导致的全球伤残生命年（years lived with disability，YLD）排名，抑郁障碍一直名列第二位。有研究预计中国的神经精神疾病负担从1990的14.2%增至2020年15.5%，自杀与自伤将从18.1%升至20.2%，占全球疾病负担的1/5。精神障碍与自杀所占疾病负担将名列第1、2位（20.2%），排在恶性肿瘤、心脑血管疾病和呼吸系统疾病之前。抑郁障碍、自杀与自伤等造成的疾病负担明显增加，而抑郁障碍仍是精神疾病负担中的最主要问题（1990年为44%，预测2020年将为47%）。

第二节　抑郁障碍的诊疗现状及诊疗模式

在中国，有数据显示约60%的抑郁障碍患者首诊于综合医院非精神科，但内科识别率仅有6.2%，治疗率更低，仅为3.5%。因此，仍有大量的抑郁障碍患者没有得到适当的诊断和治疗。

造成目前状况的原因众多，其中患者的病耻感导致患者讳疾忌医，有的患者则认为抑郁障碍不需要治疗；非精神科医师对抑郁障碍认识不足、缺乏必要的诊断处理技能等均造成了抑郁障碍识别、治疗率低。而在精神卫生科也存在着诊断和治疗缺乏标准的依据和流程。随着广大人民群众对健康水平要求的提高，对抑郁障碍等疾病的正确诊断和规范化治疗的需求也需加强。因此需要一套行之有效的诊断及治疗标准，以此来规范相关从业人员的日常诊疗行为，这就是抑郁障碍临床路径撰写的前提。

第三节　抑郁障碍的临床路径现况

临床路径指整合多学科医学知识，针对一组特定的诊断或处置，参照循证医学，以预期的治疗效果和成本控制为目的，制定的有严格工作顺序和准确时间要求标准化的诊疗模式，以规范医疗服务行为、减少康复延迟及资源浪费，使患者获得最佳的医疗护理服务的管理方法。国外对临床路径的使用经过长时间的摸索已基本成熟，国内临床路径的使用刚刚起步，但也取得初步的成效。在临床实践中，国内外对临床路径实施的评价基本良好。

精神疾病相对于其他临床疾病的研究起步较晚，尽管近几年有了长足的发展，仍远远滞后于别的疾病，因此社会对精神疾病及精神疾病治疗的认识存在不足，对于精神疾病临床路径的认识更是一知半解，而加大了临床路径实施难度。同时由于精神疾病本身的特殊性，使得其临床路径实施更加困难。但这更要求精神科出台标准的临床路径，以规范精神科医师的诊疗行为，并提高精神科医师的诊疗水平。

临床路径是整合各种检查和治疗项目，并规定有相应检查次序排列的规范化诊治流程，任何一个环节受阻和延迟均会严重影响其实施。同时目前我国现有的一些精神专科医院治疗条件相对落后，甚至有些医院缺少常规检查仪器，也影响了精神疾病临床路径的推广和实施。因此临床路径的实施也要求医院必须配备能满足临床需要的设备设施作为有力保障，同时有相应的医疗、护理、医技、质控及评价的全面自动化做支持，良好的信息平台做监督等。

第二章　抑郁障碍研究进展

第一节　抑郁障碍的病因学研究进展

一、生 物 因 素

（一）遗传研究

1. 家系、双生子、寄养子研究　单卵双生子和双卵双生子研究显示，抑郁症的遗传度约为 37%，其中女性遗传度约为 42%，男性约为 29%。寄养子研究发现亲代有抑郁障碍的寄养子比亲代无抑郁障碍的寄养子发生抑郁障碍的风险增加 8 倍，自杀风险增加 15 倍。家系研究发现抑郁障碍患者一级亲属罹患该病的危险是一般人群的 2.84 倍。但抑郁障碍是一个多因子复杂疾病，迄今为止都未确定其致病基因。

2. 遗传与环境关系的研究　遗传因素会影响个体对疾病的易感性，如个体在成长过程中经历严重应激性事件会导致影响情感活动的脑区异常，导致情感加工过程的异常并对应激反应增高，进而增加罹患抑郁障碍的遗传易感性。除此之外，遗传因素会影响个体对环境选择的倾向性，如抑郁障碍患者可能更容易选择高应激环境而经历更多的应激性生活事件。

3. 分子遗传学研究

（1）连锁分析：是在染色体上直接定位致病基因的一种研究方法。在本领域的研究也不断有新的发现，Holmans 在 297 个家系中发现 15q25—q26 染色体区域与复发及早发抑郁相关。Zubenko 等在 CREB1 基因附近区域找到了与女性抑郁障碍连锁的证据，此外，先后有研究显示抑郁障碍与 11 号染色体、18 号染色体以及 X 染色体均存在连锁关系。4 号、5 号、12 号、21 号染色体也是连锁分析的感兴趣位点。

（2）候选基因关联研究：常用的候选基因是根据疾病的神经生物学或药物作用机制推测的，目前抑郁障碍的神经生物学假说包括单胺能神经递质假说、脑奖赏通路受损假说、下丘脑-垂体-肾上腺素（HPA）轴功能异常假说及神经营养假说等，相关基因的关联研究结果如下：

1）单胺能神经递质系统基因：单胺能神经递质代谢、转运及调节等相关基因一直是抑郁障碍关联研究的热点，但能重复的研究甚少。其中，5-羟色胺（5-HT）系统研究最多。5-羟色胺转运体基因连锁多态性区域（5-HTTLPR）变异可影响5-羟色胺转运体（5-HTT）基因启动子区，可导致脑中神经递质 5-HT 在突触前膜的再摄取减少，该基因变异可造成抑郁障碍的易感素质。而有 2 项 Meta 分析显示 5-HTT 基因 5′端的 44bp 插入/缺失多态性及内含子 2 上的可变串联重复序列（VNTR）多态性与抑郁障碍发病均无关联。

2）脑奖赏通路相关基因：指中脑腹侧背盖区及伏隔核等构成的中脑边缘多巴胺（DA）通路，该通路在调节睡眠、食欲、昼夜节律及人的愉悦、厌恶情感等方面也发挥一定的作用，而抑郁障碍患者往往存在该通路异常。相关基因如 DA 的 D_2、D_3、D_4 受体及转运体（DAT1）基因、酪氨酸羟化酶（TH）基因、DA-β-羟化酶（DβH）基因、儿茶酚-氧位-甲基转移酶（COMT）基因等均有研究报道，但大多结果缺乏可重复性，尚需进一步验证。

3）神经营养通路相关基因：神经可塑性假说是近年来研究者所关注的假说，该假说认为抑郁障碍与突触后信号转导、基因转录调控及下游靶基因表达水平有关。其中的核心机制为 cAMP 反应原件结合蛋白（CREB）-脑源性神经营养因子（BDNF）-酪氨酸激酶 B（trkB）通路异常。有研究显示，CREB1 基因可能是女性抑郁障碍的易感基因，D2S2944 的 124bp 等位基因在女性患者中的频率明显高于对照。但在一项儿童抑郁障碍研究中不支持 CREB1 基因与抑郁障碍发病相关。BDNF 基因与抑郁障碍的关系也尚待验证。有研究者报道，BDNF 基因与德国抑郁障碍患者密切相关，而在中国汉族人群中却未发现该基因与抑郁障碍有关联，但另一研究显示 BDNF 基因 SNP rs6265 是中国老年抑郁障碍患者的危险因子。

（3）全基因组关联分析（Genome-wide association study，GWAS）：全基因组关联分析（GWAS）是应用人类基因组中数以百万计的单核苷酸多态性（single nucleotide polymorphism，SNP）为标记进行病例对照分析，以期发现影响复杂性疾病发生的遗传特征的一种新策略。各国研究人员就抑郁障碍也进行了大量 GWAS 研究，美国 GAIN 研究在 2007 年率先开启了抑郁障碍发病机制的 GWAS 研究序幕，但未发现阳性位点，仅在最具显著性的位点中发现有 11 个 SNPs 位于 PCLO 基因区域内。在进行二次分析时提示 PCLO 基因 rs2522833 位点有统计差异。英国复发抑郁障碍患者的 GWAS 研究发现有 4 个 SNPs 达到阳性提示标准，其中位于染色体 10q21.1，BICC1 基因的 rs9416742 位点 A 等位基因对复发性抑郁障碍发病有保护作用，按性别分层后该基因在女性中的显著性更加明显。但上述研究均未能重复验证。

4. 表观遗传学研究　多细胞生物所有组织的基因序列均是相同的，但特定的组织细胞有其特定的表观调控方式，可驱动特定的基因表达模式。换言之，基因组确定了内在的遗传信息，而表观遗传则确定哪些遗传信息表达。不仅在细胞发育和分化的初期，在后期遇到环境变化时，也可以观察到表观调控动态和可逆的变化。

（1）DNA 甲基化：CpG 二核苷酸是 DNA 甲基化修饰发生的位点，该进程受甲基化转移酶的催化（DNMTs），从活性甲基化合物（如 S-腺苷基甲硫氨酸）上将甲基催化转移到胞嘧啶环的 5′位点上。目前认为 DNA 甲基化参与调控基因的表达，基因启动子区的 CpG 岛发生甲基化修饰，会在空间上阻碍转录因子复合物与 DNA 的结合，因此 DNA 甲基化一般形成基因沉默相，而去甲基化一般形成基因的活化。

抑郁自杀者前额及海马区酪氨酸激酶 B（TrkB）基因及 γ-氨基丁酸受体（GABAR）α1 基因启动子区 DNA 甲基化水平较无自杀行为者升高，且这种表观遗传学改变可影响基因表达。Philibert 等的研究显示 5-HTT 启动子区 CpG 岛甲基化与 mRNA 转录相关，5-HTT 的甲基化是 5-HT 功能的重要调节因子。5-HTT 上游 CpG 岛甲基化影响其表达水平，并进而影响 5-HT2A 受体功能，该机制在其他精神疾病中得到了证实。因此，有学者推测在抑郁症中也存在类似调控机制，但目前国内外对此的研究较少，有待进一步深入研究。

（2）组蛋白修饰：组蛋白修饰是目前为止阐述相对清楚的一种染色质重塑机制。主要包括赖氨酸（K）残基的乙酰化、泛素化或者 SUMO 化，赖氨酸或精氨酸（R）残基的甲基化，丝氨酸（S）或苏氨酸（T）残基的磷酸化，以及谷氨酸（E）残基的 ADP 核糖基化。

最近研究发现抑郁症与神经营养通路中的 BDNF 基因组蛋白修饰密切相关。有研究显示，急、慢性应激对 BDNF 通路均具有组蛋白修饰的表观调控作用。单次固定应激可明显降低大鼠海马 BDNF 基因第Ⅰ、Ⅳ启动子的组蛋白乙酰化水平及其相应的 mRNA 剪切体表达水平。慢性社会挫败应激抑郁模型的小鼠海马 BDNF 基因第Ⅲ、Ⅳ启动子区可产生持久的抑制性的组蛋白修饰，即 H3-K27 的二甲基化，直接导致海马区 BDNF 表达持续下降，这种组蛋白修饰在慢性应激停止 4 周之后依然存在。

（3）非编码 RNA：在庞大的人类基因组中，蛋白质编码序列所占比例不到 2%，其余约 98%的 DNA 序列都是不编码蛋白质的。基因组中可转录的区域有

70%～90%，产生的非编码转录本约占整个转录组的 2/3。这些非编码 RNA 包括 piRNA、siRNA、miRNA、长链非编码 RNA（Long non-coding RNA，lncRNA）等。

Xu Y 在 2010 年研究发现，Pre- miR-30e 和 Pre-miR-182 基因多态性的存在与抑郁症的发病密切相关。另一项研究进一步显示 Pre-miR-182 在抑郁症患者的晚期失眠中发挥着重要作用。SNP 的突变导致 miR-182 的表达水平上调，进而导致其下游靶蛋白 CLOCK（重要的昼夜节律调节蛋白）的翻译水平减低，从而影响了抑郁症患者的昼夜节律失调，产生失眠症状。Liu Z 等利用全转录组芯片在 10 例抑郁症患者及 10 例正常对照进行筛查，初步筛选出差异 lncRNA2007 个（其中上调 1566 个，下调 441 个），差异 mRNA1766 个（其中上调 759 个，下调 1007 个）。随后进行共表达分析发现 3 个 lncRNA 可能与发病相关，分别是 chr10：874695-874794，chr10：75873456-75873642 和 chr3：47048304-47048512。随后使用 Real- time PCR 对这些 lncRNA 进行验证，验证结果与芯片结果吻合，提示上述 3 个 lncRNA 很可能参与了抑郁的发病，但是通过何种机制参与发病的尚需进一步研究确认。

（二）神经生化研究

抑郁障碍相关的神经生化研究集中在 5-HT、去甲肾上腺素（NE）、多巴胺（DA）、乙酰胆碱（Ach）以及 γ-氨基丁酸（GABA）等方面。

1. 5-HT　5-HT 假说认为 5-HT 直接或间接参与调节人的心境，5-HT 功能活动减弱与抑郁障碍有关。有研究发现抑郁障碍患者脑脊液（CSF）中 5-HT 代谢产物 5-羟吲哚乙酸（5-HIAA）含量降低，且 5-HIAA 水平降低与抑郁障碍患者的自杀行为有关，CSF 中 5-HIAA 浓度降低可能是自杀行为的预测因子。此外，近年对 5-HT 受体亚型的研究也逐渐深入，这些研究显示，主要参与抑郁障碍的病理生理过程的为 5-HT_{1A} 受体，长期使用抗抑郁药物会降低 5-HT_{1A} 受体的敏感性。关于 5HT_2 受体的研究也常见报道，研究显示抑郁障碍患者脑内突触后 5-HT_2 受体数量有所增加，表明抑郁障碍突触前 5-HT 能神经递质活动降低可能会导致突触后 5-HT_2 受体数量增加或功能上调。虽然很多证据都支持 5-HT 假说的重要性，但仍不能全面揭示抑郁障碍复杂的发病机制，尚需进一步研究 5-HT 受体激活后的反应如第二信使系统等。

2. NE　有研究表明抑郁障碍患者存在 NE 的高分泌，主要表现为血浆与尿液中 NE 及 NE 代谢产物增加，抑郁障碍患者血浆中的 NE 基础浓度较高。经抗抑郁药物治疗后，血浆中 NE 水平下降，尿液中 NE 及其代谢产物水平也下降。在 NE

受体研究方面，抑郁障碍患者血小板上的 α_2-受体结合位点增多，自杀患者脑内的 α_2-受体密度也增加，而经抗抑郁药物治疗后血小板上的受体密度和敏感性均有所下降。此外还有 β 受体、β 肾上腺素能受体位于突触后，但关于 β 肾上腺素能受体在抑郁障碍发病及治疗中的研究结果并不一致，尚需验证。

3. DA、多巴胺羟化酶与单胺氧化酶　有研究表明，DA 能活性增强在伴随精神症状的抑郁障碍发生中起重要作用，且血浆 DA β 羟化酶活性更低，DA 浓度更高，因此有人提出血浆多巴胺 β 羟化酶活性降低是伴随精神症状的抑郁障碍发生的危险因素。血小板单胺氧化酶（MAO）活性也被认为是心境障碍的生物学标志物。有研究显示，伴随精神症状的抑郁障碍患者的 MAO 活性较不伴精神症状的抑郁障碍患者和健康对照高。

4. Ach　脑内 Ach 能神经元过度活动可能导致抑郁发作。有研究发现胆碱酯酶抑制剂毒扁豆碱或胆碱能激动剂槟榔碱能诱发抑郁障碍和双向躁狂患者发生抑郁，提示 Ach 对心境稳定发挥着重要作用。

5. GABA　GABA 为中枢抑制性氨基酸，可以抑制 NE、DA 能神经递质系统，它有两个亚型，分别为 GABAA 和 GABAB。GABA 能系统通过调控受体对儿茶酚胺的反应性来参与心境稳定。临床研究发现抑郁障碍患者 CSF 中 GABA 浓度显著低于健康对照者，在血浆中也发现类似结果。

（三）神经内分泌研究

1. 下丘脑-垂体-肾上腺轴（HPA 轴）　已有许多研究显示抑郁障碍与 HPA 轴功能改变有关。如，在小鼠中，产前应激与出生后抑郁样行为相关，虽然未发现持续的 HPA 轴变化。在人群中，抑郁症患者存在对地塞米松和 CRH 的反应变化。这些功能改变伴随着一些躯体结构变化，如中枢神经系统的海马体积减小和杏仁核体积增大，外周的肾上腺体积增大等。提示在抑郁状态下 CRH 系统可能存在过度活动。更进一步的研究表明，抑郁状态下有糖皮质激素受体（GRs）和盐皮质激素受体（MRs）不平衡、GR 敏感度降低、HPA 轴活性下调功能受损等。经过抗抑郁药物治疗后，抑郁障碍患者的 HPA 轴活性可恢复正常，如果恢复不佳则可能预示高复发风险。抑郁障碍患者 GR mRNA 表达水平在疾病发作期及恢复期均降低，同时患者的一级亲属中也可以观察到该变化，提示这是一个特质性的异常并且可导致对抑郁障碍更高的易感性。

抑郁障碍患者不仅存在 HPA 轴高活性的表现，也存在结构方面的改变。如抑郁障碍患者脑垂体腺增生，部分可能为对促肾上腺皮质激素释放因子（CRF）高分泌的反应；另外有的患者存在肾上腺增生，这可能是继发于长期促肾上腺皮质激素高分泌的结果。

2. 下丘脑-垂体-甲状腺轴（HPT 轴） 抑郁障碍常与甲状腺功能减退相关。有些抑郁障碍患者甲状腺功能基本正常，但 CNS 存在甲状腺功能相对减退。脑内的甲状腺激素 T_4 通过Ⅱ型 5′-脱碘酶转化为活性甲状腺素 T3。甲状腺激素受体广泛分布于哺乳动物各个脑区，甲状腺激素对于正常的神经元发育非常重要，缺乏甲状腺激素会导致永久性的脑损害。另有研究发现，抑郁障碍患者的甲状腺激素结合蛋白比健康对照显著降低。

3. 下丘脑-垂体-生长激素轴（HPGH 轴） HPGH 轴的活性改变也与心境障碍有关。正常情况下，生长激素在夜晚的最初几个小时内释放最多。但抑郁障碍患者存在生长激素分泌功能失调，夜间生长激素分泌减少，日间分泌增加。且抑郁障碍患者的生长激素对可乐宁及中枢多巴胺受体激动剂阿朴吗啡的反应明显减弱。

4. 下丘脑-垂体-性腺轴（HPG 轴） 女性抑郁障碍患者的患病率较男性高，且围生期、绝经期等特殊生理时期的发病风险明显增加，说明抑郁障碍与 HPG 轴活性明显相关。有研究报道显示绝经期后女性抑郁患者较健康对照组的血浆黄体生成素浓度低，且其分泌节律存在异常。此外，女性的雌激素和孕激素还可对 HPA 轴产生影响，进而影响抑郁障碍的发生。

5. 松果体功能与昼夜节律 松果体主要分泌褪黑激素，其分泌受交感 NE 能支配。褪黑素控制人体的昼夜节律及季节的昼夜更替。有研究提示，抑郁障碍患者睡眠和体温的昼夜节律以及血浆褪黑激素、催乳素、糖皮质激素水平都发生改变。有研究发现抑郁障碍患者褪黑素的昼夜分泌减少，并且该状态与 HPA 轴高活性相关。但这些结果尚未能被重复。

（四）神经免疫研究

越来越多的研究发现抑郁障碍患者存在炎性分子升高的现象，提示可能存在免疫激活，有学者认为抑郁障碍的发生可能与免疫激活导致的细胞因子分泌增多有关，并在此基础上提出了抑郁障碍的“细胞因子假说”，假说认为抑郁障碍可能是一种神经免疫紊乱性疾病。

抑郁障碍患者中存在免疫激活和细胞因子增高的现象，表现为血浆中白介素（IL）-1β、IL-6 和 γ-干扰素（γ-IFN）增加，脑脊液中 IL-1β 的增加与抑郁严重程度相关。抑郁障碍患者也常出现前列腺素、补体等炎性标志物的浓度增高。在 CNS 中，小胶质细胞可能具有调节中枢免疫反应的功能，在各种应激反应中，小胶质细胞释放 IL-1、IL-6、IL-8、TNF-α 以及 γ-IFN 等细胞因子，可能参与了抑郁障碍的发病过程。此外，细胞因子可能通过作用于单胺类神经递质以及影响神经可塑性等方面影响抑郁障碍的发生和发展。

（五）神经影像研究

随着结构影像学技术 CT、MRI 以及功能性影像学技术 PET、SPECT、MRS 和 fMRI 的应用与发展，抑郁障碍中枢结构与功能的病理机制研究进入新阶段。结构性脑影像研究集中于调控情绪的神经环路的相关结构的异常，主要是额叶-丘脑-边缘系统环路，功能影像研究提示最显著的脑区变化涉及内侧前额叶皮质、扣带回前部、杏仁核、海马、丘脑与下丘脑等脑区，而新近学界探讨的热点是前额叶皮质与边缘系统各区域的连接以及这些连接的功能异常。

（六）神经电生理研究

神经电生理研究经由脑电图（EEG）、睡眠脑电图、脑诱发电位（BEP）等途径实施。研究发现，30%左右的抑郁症患者存在 EEG 异常，多倾向于低 α 频率；左右脑半球平均整合振幅与抑郁严重程度呈负相关，且 EEG 异常有“侧化现象”（70%在右侧）。抑郁症总睡眠时间减少，觉醒次数增多；快速眼动睡眠（REM）潜伏期缩短，抑郁程度越重，REM 潜伏期越短，且可预测治疗反应。抑郁发作时 BEP 波幅较小，并与抑郁的严重程度相关；视觉诱发电位（VEP）潜伏期较短；药物治疗前，右侧 VEP 大于左侧；体感诱发电位（SEP）波幅恢复较慢，潜伏期恢复较快；伴随负变化（CNV）波幅较低，负性电位延长。神经电生理机制的研究方法有所创新，抑郁障碍的电生理机制仍需深入研究。

二、环 境 因 素

（一）人格因素

神经质是抑郁的一种易感性人格因素，Chan SWY 等人研究发现神经质（N 分）评分低者不易产生抑郁，评分高者则相反；另有研究发现抑郁症组艾森克人格问卷中的精神质、神经质分明显高于正常组，内外向分显著低于正常组。

（二）社会心理因素

1. 应激性事件　抑郁障碍发作前常会存在应激性生活事件，尤其是在首次发作前出现应激事件的概率更高。一般认为首次发作前的应激性生活事件会导致脑生理活动的持久性改变，这些改变会影响神经递质系统及细胞内信号转导系统的功能状态，进而可能会出现神经元的萎缩丢失及突触减少等结构改变。这些改变可使患者处于高危状态，此后即使无明显应激事件也可能发生抑郁发作。在各种应激性事件中，丧偶、离婚、婚姻不和谐、失业等负性生活事件均可导致抑郁发生，而丧偶与抑郁发作关系最密切。

2. 家庭环境　一般认为没有亲密的人际关系或离异、单身的人患抑郁较多，并且婚姻不和谐者抑郁症的患病率较对照组高 25 倍。

3. 社会交际环境　国内外众多研究均显示，良好的人际关系对儿童、青少年以及成人或老年的抑郁障碍发作均有保护作用，而紧张、不良的人际关系是抑郁障碍发生的危险因素。

4. 经济环境　据西方国家的调查，低社会阶层比高社会阶层患抑郁障碍的危险高 2 倍，郊区比城镇人口更易患抑郁障碍，但也有报道抑郁障碍与经济环境并无关联。

（三）母孕期应激及营养

动物实验表明，产后分离的子代鼠在前额叶皮质、杏仁核、海马、下丘脑等部位的 CRH 结合位点增加。此外，反复不可预见的亲代分离可导致灵长类动物如猴子脑脊液中 CRH 浓度增加，前额叶皮质、杏仁核、海马、下丘脑等部位的 CRH 浓度改变，而这些改变可能会增加个体罹患抑郁障碍的风险。

（四）其他

合并躯体疾病及物质滥用等情况也会增加罹患抑郁障碍的风险，应当早期积极干预和治疗。

第二节　抑郁障碍的评估研究进展

（一）躯体评估

1. 实验室检查　血常规、尿常规、大便常规；肝功能、肾功能、电解质、血脂、血糖；相关内分泌检查如甲状腺功能、性激素；感染性疾病筛查（乙肝、丙肝、梅毒、艾滋病等）。

2. 电生理检查　脑电图、心电图。

3. 影像学检查　胸部 X 线片。

4. 其他特殊检查

（1）体格检查：对怀疑为抑郁障碍的患者均应做全面的体格检查（包括神经系统检查），以排除躯体疾病的可能，同时也有助于发现一些可作为抑郁发作危险因素的躯体疾病。

（2）实验室检查：皮质醇节律等。

（3）其他：脑磁图、多导睡眠图等可视患者具体情况选择。头颅 CT 或头颅 MRI，其中头颅 MRI 检查对于排除脑结构性病变非常重要。超声心动图、心肌酶学、腹部 B 超、相关免疫学检查等则根据临床需要进行。

（二）诊断系统相关评估

抑郁障碍的诊断应依据诊断标准，在本书中，重点介绍国际疾病分类标准第 10 版（ICD-10）及美国精神疾病诊断与统计手册第五版（DSM-5）。每一个诊断标准都有各自的结构式评估工具，简明国际神经精神访谈手册（MINI）主要与 ICD-10 配套使用，定式临床检查手册（病人版，SCID-P）主要与 DSM 诊断系统配套使用。

（三）抑郁症状严重程度评估

抑郁症状严重程度的评估在临床上多依赖各类症状评估量表，大体上量表可分为他评量表及自评量表两类。他评量表更注重临床测评者的观察，自评量表更注重患者的自身感受，现简单介绍几种临床最常使用的症状评估量表。

1. 汉密尔顿抑郁量表（HAMD）　由 Hamilton 于 1960 年编制，是临床上评定抑郁状态时应用得最为普遍的他评量表。本量表有 17 项、21 项和 24 项 3 种版本，HAMD 大部分项目采用 0～4 分的 5 级评分法。各级的标准为：0 分，无；1 分，轻度；2 分，中度；3 分，重度；4 分，极重度。少数项目采用 0～2 分的 3 级评分法，其分级的标准为：0 分，无；1 分，轻～中度；2 分，重度。评定的时间范围为过去 1 周内。按照最后的总分来划分抑郁的严重程度，总分越高，症状越严重。HAMD 明显的优点是文盲和症状严重的患者也可以用此量表评定。

2. 蒙哥马利抑郁量表（MADRS）　此量表为 Montgomery 和 Asberg（1979 年）发明制定而成。该量表比 HAMD 简单，但对患者变化更敏感，主要用于评定抗抑郁治疗的疗效，许多精神药理学研究均采用这一量表。该量表共 10 个项目，取 0～6 的 7 级记分法，这一量表应由有经验的专科工作者任评定员。其中除第一项为观察项外，其余均为自我报告评定。总分为 0～60 分，分值越高，抑郁程度越重。

3. 抑郁自评量表（SDS） 是由美国杜克大学医学院的 William W.K.Zung 于 1965 年编制的，是目前应用最广泛的抑郁自评量表之一，用于衡量抑郁状态的轻重程度及其在治疗中的变化。抑郁自评量表（SDS）由 20 个陈述句组成。每一条目相当于一个有关症状，按 1～4 级评分。评定的时间跨度为最近 1 周。SDS 是短程自评量表和问卷，能有效的反映抑郁状态的有关症状及其严重程度和变化情况，评分不受年龄、性别、经济状况等因素的影响，但由于还未证明 SDS 对少数有严重抑郁背景的患者的测量效度，所以如用于非住院患者或非精神科领域要十分慎重。且推荐的计分标准不能代替精神科诊断。此外，文盲患者不适用于自评量表。

4. 贝克抑郁问卷（BDI） Beck 抑郁问卷（Beck 等，1961 年）是最早被广泛使用的评定抑郁的量表，共有 21 项条目，每个条目代表一个症状-态度类别，采用 0～3 分的 4 级评分。评定方法是向被试读出条目，然后让被试自己选择备选答案之一。该量表最初是由检查者评定的他评量表，但后来已被改编成自我报告形式的自评量表，适用于 13 岁以上的人群。

5. 9 条目简易患者健康问卷（PHQ-9） 由 Kroenke 等于 2001 年编制的筛查用自评问卷，有 9 项条目，简单易操作。每项为 0～4 分的 5 级评分。该问卷主要是依据 DSM-Ⅳ诊断条目来编制的，在美国及加拿大应用较多。

6. 快速抑郁症状自评问卷（QIDS-SR） 由 Rush 等于 2003 年编制，有 16 项条目，是自评量的症状严重程度量表，只有 9 项记入评分，每项为 0～3 分的 4 级评分。该问卷主要是依据 DSM-Ⅳ诊断条目来编制的，在美国及加拿大应用较多。

7. 其他抑郁量表 除了上述量表以外，还有些针对特定人群的抑郁量表，如老年抑郁量表（GDS）和爱丁堡产后抑郁量表（EPDS）等。GDS 是由 Brank 等人在 1982 年创制，是 56 岁以上人群的专用抑郁筛查量表，而非抑郁症的诊断工具。GDS 是专为老年人创制并在老年人中标准化了的抑郁量表，在对老年人的临床评定上，比其他抑郁量表有更高的符合率，在年纪较大的老人中这种优势更加明显。爱丁堡产后抑郁量表（EPDS）是由 Cox 等于 1987 年编制成的专门用于产后抑郁筛查的量表，在国外应用广泛，大量的研究表明 EPDS 不仅用于产后抑郁的筛查，也可用于筛查妊娠期抑郁。EPDS 被 Lee 等译成中文版，从 1998 年开始在中国香港、台湾、内地开始应用。2009年王玉琼等将EPDS进行重新修订，使其更符合中国内地语言习惯，广泛用于中国内地孕产妇抑郁的筛查，修订后的EPDS包含10个条目，每个条目的为0～3分的4级评分，总分0～30分，建议的临界值为9.5分。

（四）自杀风险评估

1. Beck自杀意念量表　Beck于1979年编制此量表，用来量化和评估自杀意念。该量表共38个条目，评估最近1周和抑郁最严重时自杀意念和单独的自杀危险的严重程度。Beck自杀意念量表最初由北京回龙观医院北京心理危机研究与干预中心进行翻译、回译和修订，量表答案的选项为3个，从左至右对应得分为1、2、3分。总得分越高，自杀意念越强烈。

2. 自杀态度调查问卷（QSA）　自杀态度调查问卷由肖水源等于1999年编制而成。自杀态度调查问卷由四个分量表组成，分别是对自杀行为性质的认识、对自杀者的态度（包括自杀死亡者与自杀未遂者）、对自杀者家属的态度和对安乐死的态度4个维度。自杀态度调查问卷共有29个条目。要求被试对每个条目的描述在完全肯定与完全否定这样两个极端之间，进行5级评分。自杀态度调查问卷可以用于测查有自杀倾向者或家属的态度，从而进行积极预防和救助；也可以作为公众的普遍性态度问卷，了解人们对生命与自杀的认识，及时发现问题。

（五）转躁风险评估

1. 轻躁狂症状清单（HCL-32项）　由Angst等于2005年发表，该量表是自评问卷，用于筛查抑郁障碍患者中存在而常被忽略的轻躁狂成分，帮助医师从抑郁障碍患者中发现双相Ⅱ型患者。该量表在欧洲国家应用较多，包含9个条目，其评分的临界值尚存在争议，目前多以≥14分为筛查阳性。应注意的是，该量表评估时间为终身情况，而非最近某一时间段。

2. 躁狂或轻躁狂自评问卷/心境障碍问卷（MDQ）　是2000年R.Hirschfeld等根据DSM-Ⅳ标准制定的用于诊断广泛的双相谱系障碍的患者自评筛查工具。13个问题覆盖了轻躁狂/躁狂症状、症状群及功能不全。在双相障碍谱系内的诊断标准为：出现≥7个阳性问题，加上1个以上症状同时发生，存在中度～重度的功能受损。MDQ简便易操作，被评定者可自行完成，任何医师、护士或经过培训的医疗助理均可完成评分。

3. Young 躁狂评定量表（YMRS） 由 Young 等编制的用于评定躁狂严重程度的量表，包括 11 个条目。评定一般采用会谈与观察相结合的方式。由经过量表训练的精神科医师进行临床精神检查后，综合家属或病房工作人员提供的资料进行评定。一次评定需 15～30 分钟。评定的时间范围一般规定为最近 48 小时，一般也可扩展为最近一周。评定指标为总分，总分越高，躁狂的严重程度越重。

（六）认知功能评估

1. 可反复测查的成套神经心理状态评估工具（RBANS） 1998 年由 Randolph 设计的一套神经心理状态的筛查量表，用于评定 20～89 岁人群的神经心理功能状况。RBANS 由 12 个测试条目组成，主要评定 5 个方面的神经心理功能状况，包括①即刻记忆：词汇记忆和故事复述 2 个任务；②空间结构：图形描摹和线条定位 2 个任务；③语言：图片命名和语义流畅性 2 个任务；④注意力：数字广度和符号数字匹配测试 2 个任务；⑤延迟记忆：词汇回忆、词汇再认、故事回忆和图形回忆 4 个任务。且该测评简单易操作，大约半小时即可完成。RBANS 可作为神经心理状态评估的一般筛查工具，以及长期干预后神经心理变化的测评工具。RBANS 在我国人群中有较好的信度和效度。

2. Stroop 测查表 Stroop 测验共包括 3 张卡片，卡片 A 用红、绿、黄、蓝 4 种颜色印刷的圆点，卡片 B 用红、绿、黄、蓝 4 种颜色印刷的汉字（无色彩含义），卡片 C 用不同于字的红、绿、黄、蓝 4 种颜色印刷的上述 4 个字。要求受试者尽快读出卡片上点或字的颜色，而不管写的是什么字。本测验可以测查注意集中能力、选择性注意、反应抑制能力和执行功能。要求受试者尽快地说出颜色。

3. 威斯康星卡片分类测验表（WCST） WCST 是一种单项神经心理测定方法，首先由 Berg（1948 年）用于检测正常人的抽象思维能力，后来发现它是为数不多的能够较敏感的检测有无额叶局部脑损害的神经心理测验之一，尤其是对额叶背外侧部病变较为敏感。它所测查的是根据已往的经验进行分类、概括、工作记忆和认知转移的能力。反映认知功能状况：抽象概括、工作记忆、认知转移、神经心理过程、注意、工作记忆、信息提取、分类维持、分类转换、刺激再识和加工、感觉输入和运动输出等。主要用于执行能力的测试。正常成人、儿童（6 岁以上）、精神疾患者、脑损伤者、非色盲者。

（七）社会功能评估

1. 日常生活能力量表（ADL） 应用较广的是美国的 Lawton 和 Brody 制定于 1969 年的版本，该量表有 14 项，分为两大部分：即躯体生活自理量表（6 项）和工具性日常生活活动量表（8 项）。前者是维持躯体活动的基础，后者是维持社区活动的基础。主要用于评定被试者的日常生活能力，应用于慢性疾病患者和老年人。评定结果可按总分、分量表和单项分进行分析，总分低于 16 分为完全正常，大于 16 分为有不同程度的功能下降，最高 56 分。

2. 生活质量量表（SF-12） SF-12 量表是美国波士顿健康教育研究所研制的普适性简明生命质量量表 SF-36（the MOS itemshort from health survey，SF-36）的简化版。SF-36 条目较多、调查耗时较长，而在 SF-36 量表基础上产生的 SF-12 仅含 12 个条目，只需数分钟就可完成测评。国外 SF-12 量表已广泛应用于各种人群的生命质量研究，国内也有研究者尝试使用 SF-12 进行生活质量的相关研究，得到了良好的信度及效度。SF-12 量表的 12 个条目，包括 8 个维度，分别为：总体健康（general health，GH）、生理功能（physical functioning，PF）、生理职能（role physical，RP）、躯体疼痛（bodily pain，BP）、活力（vitality，VT）、社会功能（social functioning，SF）、情感职能（role emotional，RE）、心理健康（mental health，MH）。GH、PF、RP 及 BP 经计算可得生理总评分（physical component summary，PCS），SF、RE、MH 及 VT 经计算可得心理总评分（mental component summary，MCS）。量表采用百分制评分，获得粗分后，采用标准评分法进行转换，得分越高表示生存质量水平越高。

3. 社会功能缺陷筛选量表（SDSS） 源于世界卫生组织制定试用的功能缺陷评定量表，主要用于评定最近一个月内精神障碍者的各种社会角色功能及功能缺陷程度。社会功能缺陷是由于精神障碍导致的社交功能障碍和对社会应尽职责表现紊乱。即某个人在他的习惯环境中，即在正常状态时，所有的社会职责的表现出现了紊乱。社会功能缺陷只能在参与社会事物中显示出来，衡量病人行为的依据只有从现存的社交标准中提供。量表主要就社会功能方面归纳了 10 个方面：①职业工作情况；②婚姻职能，包括夫妇交往关系，共同处理事务等；③已有子女者的父母职能，对子女的照顾等；④有否回避与人见面等社会性退缩行为；⑤有否不参加家庭以外的社会集体活动；⑥在家庭内是否活动过少；⑦家务职能表现；⑧自己卫生等方面的照顾情况；⑨对外界的动态、消息等的兴趣和关心；⑩对自己和家庭成员的责任心和对未来的计划性。本量表适用于 15～59 岁之间，非住院或住院时间少于 2 周的病人。该量表为他评量表，评定时由经过培训的评定员，重点通过对知情人的询问，参照每个项目的具体评分标准对病人做三级评分。评定范围为最近一个月的行为表现，一次评定需 5～10 分钟。SDSS 的信度效度良好。

4. 世界卫生组织残疾评定量表第二版（WHO-DAS-Ⅱ） 最初发表于 1988 年，用于评定精神障碍患者的社会适应和行为功能缺陷程度，目前是第二版，该版本有世界卫生组织评价、分类、流行病学组制定，是一个总体健康状况测量工具，用于评定由健康状况导致的社会功能障碍，包括疾病、其他短期或长期的健康问题、外伤、精神及情感问题、酒精或药物导致的问题等。此套评定需经专业培训，本量表给出的是一个从 0～100 的总分，0 分代表无功能损害，100 分代表受损最重。目前该量表尚无国内常模，经过大量现场测试，认为平均分达到 32.07～39.48 分可认为有功能障碍。WHO-DAS-Ⅱ应用范围十分广泛，与其他残疾和健康评定工具相比，目前具有较大优势，是仅有的被证明具有跨文化可适用性的评定用具。可单独使用，也可与其他评定工具联合使用，在精神科曾用于调查老年抑郁患者的复发等。

（八）社会心理学相关评估

1. 明尼苏达多相个性测验（MMPI） 该量表是美国明尼苏达大学 S.R.Hathaway 和J.C.Mckinley于1940年编纂的，我国在1980年组织修订后于1984年确定中国常模。量表使用广泛，MMPI 有 10 个临床量表，包括：①疑病（HS）；②抑郁（D）；③癔症（HY）；④精神病态（Pd）；⑤男性化-女性化（Mf）；⑥妄想狂（Pa）；⑦精神衰弱（Pt）；⑧精神分裂（SC）；⑨轻躁狂（Ma）；⑩社会内向（Si）。其中 Mf 与 Si 量表只能说明人格的趋向，与疾病无关。从上述 10 个量表中可得到 10 个分数，代表 10 种个性物质。MMPI 有 4 个效度量表，用于鉴别不同的应试态度和反应倾向。如果在这些量表上出现异常分数，意味着其余量表分数的有效性值得怀疑，包括：L、F、K。说谎分数（L）：共 15 个题目，在此量表上分数较低，说明诚实、自信、富于自我批评精神。诈病分数（F）：共 64 个题目，在此量表上得高分可能是蓄意装病、回答不认真或真的有病，如妄想、幻觉、思维障碍等。校正分数（K）：由 30 个对装假敏感的题目组成，高 K 分可能表示或装好的企图，低 K 分可表示过分坦率、自我批评或装坏的企图，K 分数用于校正某些临床量表似可增加其效度。疑问分数（Q）：表示漏答，无法答或“是”“否”均作回答的题目数，超过 30 题则答卷无效。每个条目让被试者根据自己实际情况回答“是”或“否”，另外可以选择“弃权”。该量表虽不能对各类精神疾病进行确切的分类，也不能提出确切的发病机制，但对临床诊断、治疗及预防复发等方面具有重要意义。本量表适用于年满 16 岁、具有小学以上文化水平的人群。

2. 艾森克个性测验（EPQ） 艾森克人格测验是由英国心理学教授艾森克及其夫人编制，分为成人版和儿童版，从几个个性调查发展而来。相对于其他以因素分析法编制的人格问卷而言，它所涉及的概念较少，施测方便，有较好的信度和效度，是国际上最具影响力的心理量表之一。EPQ 由 P、E、N、L 四个量表组成，主要调查内外向（E）、神经质（N）、精神质（P）三个维度。艾森克认为个性可分析出三个维度，其中 E 维因素与中枢神经系统的兴奋、抑制的强度密切相关，N 维因素与自主神经的不稳定性有密切相关。艾森克认为遗传因素对三个维度均有影响。正常人也具有神经质和精神质，这两者又可以通俗地说成是情绪稳定性和倔强性，而不是暗指神经症和精神病。但是高级神经的活动如果在不利因素影响下也可能向病理方面发展。L 量表是测验受试者的“掩饰”倾向，同时也有测量受试者的社会幼稚水平的用途。EPQ 的成人版适用于 16 岁以上的成人，儿童版适用于 7～15 岁的儿童。

3. 卡特尔 16 种人格测验（16PF） 卡特尔 16 种人格测定是美国心理学家卡特尔编制的 16 种人格因素测验，于 1947 年发表。16PF 包括乐群性、智慧性、稳定性、影响性、活泼性、有恒性、交际性、情感性、怀疑性、想象性、世故性、忧虑性、变革性、独立性、自律性、紧张性 16 个相对独立的性格维度，每种因素与其他因素的相关度较小，能够较全面地反映人的性格特点，该测验共由 187 道题组成。16PF 中文版最早为台湾的刘永和、梅吉瑞于 1970 年修订，1981 年辽宁省教育科学研究所李绍农在台湾版本基础上再次修订，并附有辽宁省常模。1988 年华东师范大学戴忠恒、祝蓓里再次修订，并制订了全国成人、大学生等 9 个常模，1990 年又修订了适用于 8～11 岁和 12～14 岁儿童的卡氏 14 种人格问卷（CPQ），并建立了相应的常模。与其他人格测评工具相比，16PF 能在同等时间内测量更多的人格特征，且具有良好的信度及效度，得到了广泛的应用。

（九）治疗依从性评估

药物依从性评定量表（MARS），2000 年 Thompson 等编制，由患者自评过去 1 周的服药依从性。该量表 10 个条目。简明依从性评定量表（Brief Adherence Rating Scale，BARS），2008 年 Byerly 等编制的由医生评定患者服药行为的简短量表。该量表共 4 个条目，通过 3 个问题询问患者服药情况，评价者用一个量化标尺估计患者过去 1 个月的服药比例（0～100%）。该量表只需询问患者“服用什么药物”、“几天没吃药”、“几天少吃了药”三个简单问题，医生直接评估患者实际服药百分比，易于操作，适用于社区大规模调查。

（十）药物副作用评估

1. UKU 副作用量表（UKU） 于 1986 年编制，主要用于全面评定精神药物的副作用。量表包括 3 个部分：①48 个单项条目，内容包括精神、神经、自主神经和其他方面的症状。②副作用对患者日常生活的影响的总体评价，包括患者本人和医师两方面评价。③采取的措施。对每项症状均进行严重程度和与药物的关系的评定。严重程度为 0～3 分的 4 级评分，与药物的关系分为无关、可能有关和有关。评定者为经过培训的医护人员，一般评定过去 3 天的症状，有些条目则需观察更长时间，如月经情况、体重改变等。

2. 治疗时出现的症状量表（TESS） 是 1973 年美国精神卫生研究所编制的。要全面估计治疗的效果，就不能不涉及治疗中的不良反应问题。于是，有些研究者便将临床上常用的副作用记录方法加以数量化和规范化，便成了副作用量表。NIMH 的 TESS 在同类量表中覆盖面最广，可用于各类精神药物副作用的评定。

第三节 抑郁障碍的诊断研究进展

一、抑郁障碍的诊断标准

抑郁障碍的临床诊断需根据一定的标准，本书主要介绍国际疾病与分类第 10 版（ICD-10 第五章精神与行为障碍分类，WHO，1992）和美国精神障碍诊断统计手册第 5 版（DSM-5，2013）。ICD 和 DSM 这两大诊断系统对抑郁障碍的分类及描述，总体而言非常相近，都将抑郁障碍作为一个连续谱，其严重程度不同，病程长短不一，可伴有或不伴有精神病性症状和（或）躯体症状。但两大诊断体系存在以下差异：

（1）对于抑郁症状的描述：两个诊断标准都把心境低落作为主要症状，DSM-5 中注明了这种心境是与其处境不相称的，ICD-10 未做说明。DSM-5 注明了症状是患者的主观体验还是他人的观察，而且特别注明了儿童这一特殊群体的症状表现形式，提高了诊断标准的可操作性；ICD-10 中提到了临床表现可以有个体差异，但没有对此具体说明。

（2）对于病程标准的规定：ICD-10 的规定是整个发作至少持续 2 周，DSM-5 对于单次发作的规定是在 2 周内出现与以往功能不同的明显改变。对于复发性抑郁，DSM-5 的规定是呈现 2 次以上抑郁发作，其间歇期至少为连续 2 个月，在这 2 个月内的表现不符合抑郁发作的标准；ICD-10 的规定是至少 2 次发作，2 次发作之间应有几个月没有明显的心境紊乱，这与 DSM-5 相似，但是未注明缓解期精神状况的具体标准。

（3）对于抑郁严重程度的划分：在 ICD-10 中依据符合的症状及社会功能划分出了轻度、中度及重度三个等级；DSM-5 中仅有对抑郁症的描述，不将疾病严重程度或社会功能损害程度列为诊断标准之一。

现将这两个诊断系统中与抑郁障碍临床路径相关的疾病诊断分类及要点列举如下：

1. ICD 诊断标准

F32 抑郁发作

以下描述了 3 种不同形式的抑郁发作，即轻度、中度和重度。在不同典型发作中，通常有心境低落、兴趣和愉快感丧失，导致劳累增加和活动减少的精力降低的典型症状。其他常见症状包括：①集中注意和注意的能力降低；②自我评价和自信降低；③自罪观念和无价值感（即使在轻度发作中也有）；④认为前途黯淡悲观；⑤自伤或自杀的观念或行为；⑥睡眠障碍；⑦食欲下降。

心境低落症状几乎每天都一样，不随环境而改变，但在一天内可以显示出特征性的昼夜差异。临床表现有个体差异，在青少年病人中常见非典型的临床表现。某些病例的焦虑、痛苦和运动性激越比其抑郁症状更为突出；有些病例的心境低落症状可能被易激惹、过度饮酒、戏剧化的行为、恐怖或者强迫症状等附加临床特征所掩盖。对于三种不同严重程度抑郁的诊断均要求至少持续 2 周，但是如果症状格外严重或起病急骤，时间标准可以适当缩短。

特征性的“躯体”症状主要为：对通常能享受乐趣的活动丧失兴趣和愉快感；对通常令人愉快的环境缺乏情感反应；早上较平时早醒 2 小时或更多；早晨抑郁加重；精神运动性迟滞或激越（为他人提及或报告）；食欲明显下降；体重降低（通常定义为过去 1 个月里失去体重的 5%或更多）；性欲明显降低。只有肯定存在 4 条上述症状时，才被视为有临床特殊意义的“躯体综合征”。

轻度、中度、重度抑郁之间的区分有赖于复杂的临床判断，包括症状的数量、类型及严重程度。日常工作和社交活动的表现通常是帮助了解严重程度的有用指标，需要注意个人的、社会的、文化的影响使症状的严重程度与社会功能之间并不呈现平行关系。

F32.0 轻度抑郁发作

心境低落、兴趣与愉快感丧失、易疲劳这几条通常为最典型的抑郁症状。正确诊断应该至少两条典型症状，加上至少上述两条附加症状。所有症状都不应达到重度。整个发作持续至少 2 周。轻度抑郁发作的患者通常为症状困扰，继续进行日常的工作和社交活动有一定困难，但患者的社会功能仍相对保存。

F32.1 中度抑郁发作

至少存在轻度抑郁发作中给出的三条典型抑郁症状中的两条，加上至少三条以上的其他症状。整个发作至少持续 2 周。通常中度抑郁患者继续进行工作、社交或家务活动有相当困难。

F32.2 重度抑郁发作，不伴有精神病性症状

重度抑郁发作的患者常表现出明显的痛苦或激越，如以激越或迟滞这类症状为突出特征时，上述表现可不明显。自尊丧失、无用感、自罪感可以很突出。在极严重的病例，自杀是显而易见的危险。重度抑郁发作中几乎总是存在躯体症状。

诊断要点包括：轻度或中度抑郁发作中的 3 条典型症状都存在，同时存在至少 4 条附加症状，其中某些症状应达到严重的程度。某些病例激越或者迟滞症状突出时，对其他症状难以表述，需要注意从总体上对其进行抑郁发作症状及其严重程度的评定。抑郁发作一般持续 2 周，但在症状极为严重或起病非常急骤时，症状不足 2 周的病程作这一诊断也是合理的。

F32.3 重度抑郁发作，伴精神病性症状

符合 F32.2 重度抑郁发作的标准，并且存在妄想、幻觉或抑郁性木僵。妄想一般涉及自罪、贫穷或灾难迫在眉睫的观念，患者自认对灾难降临负有责任。幻听常为诋毁或指责性的声音；幻嗅多为污物腐肉的气味。严重的精神运动迟滞可发展为木僵。若有必要，妄想或幻觉可进一步标明为与心境协调或与心境不协调。抑郁性木僵必须与紧张型精神分裂症、分离性木僵以及器质性木僵表现相鉴别。

F32.8 其他抑郁发作

当总的诊断印象表明发作有抑郁性质，但并不符合 F32.0～F32.3 中给出的抑郁发作的描述时，归于本类。这类例子有：轻重时有变化的抑郁症状（特别是其躯体表现）与紧张、烦恼、痛苦等非诊断症状；躯体抑郁症状与非器质性原因所致的持续性疼痛或疲劳的混合形式（有时在综合医院可见）。包含：非典型性抑郁，单次发作的“隐匿性”抑郁 NOS。

F32.9 抑郁发作，未特定

包含：抑郁 NOS，抑郁性障碍 NOS。

F33 复发性抑郁障碍

反复出现抑郁发作，包括：轻度（F32.0）、中度（F32.1）和重度（F32.2、F32.3）中所标明的抑郁发作历史，不存在符合躁狂标准的心境高涨和活动过度的独立发作。如果紧接在抑郁之后出现短暂的符合轻躁狂标准的轻度心境高涨和活动增加（主要指由抗抑郁剂治疗所诱发），仍应使用本类别。复发性抑郁障碍出现躁狂发作的风险始终不能完全排除，一旦出现了躁狂发作，就应改诊断为双相情感障碍。一般而言，复发性抑郁障碍初次发作晚于双相障碍，平均起病年龄为 40～49 岁。每次发作约持续 3～12 个月（中位数为 6 个月），但复发频率低；发作间期一般缓解完全，少数病人可发展为持续性抑郁，主要见于老年。

F33.0 复发性抑郁障碍，目前为轻度发作

应符合复发性抑郁障碍（F33）的标准，目前发作应符合轻度抑郁发作（F32.0）的标准；应至少两次发作，每次持续时间至少两周，两次发作之间应有几个月无明显心境紊乱。否则，诊断应为其他复发性心境障碍（F38.1）。

F33.1 复发性抑郁障碍，目前为中度度发作

应符合复发性抑郁障碍（F33）的标准，目前发作应符合中度抑郁发作（F32.1）的标准；应至少两次发作，每次持续时间至少两周，两次发作之间应有几个月无明显心境紊乱。否则，诊断应为其他复发性心境障碍（F38.1）。

F33.2 复发性抑郁障碍，目前为不伴精神病性症状的重度发作

应符合复发性抑郁障碍（F33）的标准，目前发作应符合不伴精神病性症状的重度抑郁发作（F32.2）的标准；应至少两次发作，每次持续时间至少两周，两次发作之间应有几个月无明显心境紊乱。否则，诊断应为其他复发性心境障碍（F38.1）。若需要，可标明既往发作中占优势的类型（轻度或中度，重度，不确定）。

F33.3 复发性抑郁障碍，目前为伴精神病性症状的重度发作

应符合复发性抑郁障碍（F33）的标准，目前发作应符合伴精神病性症状的重度抑郁发作（F32.3）的标准；应至少两次发作，每次持续时间至少两周，两次发作之间应有几个月无明显心境紊乱。否则，诊断应为其他复发性心境障碍（F38.1）。若需要，妄想或幻觉可标明为心境协调的或心境不协调的（见 F30.2）；可标明既往发作中占优势的类型（轻度或中度，重度，不确定）。

F33.4 复发性抑郁障碍，目前为缓解状态

既往应符合复发性抑郁障碍（F33）的标准，目前不应符合任何严重程度抑郁发作或 F30～F39 中任何其他障碍的标准；应至少两次发作，每次持续时间至少两周，两次发作之间应有几个月无明显心境紊乱。否则，诊断应为其他复发性心境障碍（F38.1）。

如果病人为减少复发危险在继续接受治疗仍可采用本类别。

F33.8 其他复发性抑郁障碍

F33.9 复发性抑郁障碍，未特定

包含：单相抑郁 NOS。

2. DSM-5 诊断标准

重性抑郁障碍

（1）在同一个两周时期内，出现 5 个以上的下列症状，表现出与先前功能不同的变化，其中至少一项是心境障碍或丧失兴趣或愉悦感。但不包括那些能够明确归因于其他躯体疾病的症状。

1）几乎每天大部分时间都心境抑郁，既可以是主观的报告（例如，感到悲伤、空虚、无望），也可以是他人的观察（例如，表现流泪）（儿童和青少年可能表现为易激惹）。

2）几乎每天或每天的大部分时间，对于所有或几乎所有活动的兴趣或乐趣都明显减少（可以是主观体验，也可以是观察所见）。

3）在未节食的情况下体重明显减轻，或体重增加（例如，一个月内体重变化超过原体重的 5%），或几乎每天食欲都减退或增加（儿童则可表现为未达到应增体重）。

4）几乎每天都失眠或睡眠过多。

5）几乎每天都精神运动性激越或迟滞（由他人观察所见，而不仅仅是主观到的坐立不安或迟钝）。

6）几乎每天都疲劳或精力不足。

7）几乎每天都感到自己毫无价值，或过分的、不适当的感到内疚（可以达到妄想的程度，并不仅仅是因为患病而自责或内疚）。

8）几乎每天都存在思考或注意力集中的能力减退或犹豫不决（主观体验或他人观察）。

9）反复出现死亡的想法（不仅仅是恐惧死亡），反复出现没有特定计划的自杀意念，或有某种自杀企图，或有某种实施自杀的特定计划。

（2）这些症状引起有临床意义的痛苦，或导致社交、职业或其他重要功能方面的损害。

（3）这些症状不能归因于某种物质的生理效应或其他躯体疾病。

注：①诊断标准 A～C 构成了重性抑郁发作。②对于重大丧失（例如，丧痛、经济破产、自然灾害的损失、严重的躯体疾病或伤残）的反应，可能包括诊断标准 A 所列出的症状，如强烈的悲伤，沉浸于丧失，失眠、食欲缺乏和体重减轻，这些症状可以类似抑郁发作。尽管此类症状对于丧失来说是可以理解或反应恰当的，但除了对于重大丧失的正常反应之外，也应该仔细考虑是否还有重性抑郁发作的可能。这个决定必须要基于个人史和在丧失的背景下表达痛苦的文化常模来作出临床判断。

（4）这种重性抑郁发作的出现不能用分裂情感性障碍、精神分裂症、精神分裂症样障碍、妄想障碍或其他特定的或未特定的精神分裂症谱系及其他精神病性障碍来更好地解释。

（5）从无躁狂发作。

注：若所有躁狂样或轻躁狂样发作都是由物质滥用所致的，或归因于其他躯体疾病的生理效应，则此排除条款不适用。

*标注目前的严重程度：*基于诊断标准症状的数目，症状的严重程度和功能损害的程度。

296.21 重性抑郁发作，单次发作，轻度

存在非常少的超出诊断所需的症状数量，症状的严重程度是痛苦但可控的，并导致社交或职业功能的轻微损伤。

296.22 重性抑郁发作，单次发作，中度

症状的数量、严重程度或功能损害程度介于“轻度”和“重度”的指标之间。

296.23 重性抑郁发作，单次发作，重度

存在非常多的超出诊断所需的症状数量，症状的严重程度是严重的痛苦的和不可控的，且症状明显干扰了社交或职业功能。

296.24 重性抑郁发作，单次发作，伴精神病性特征：存在妄想和/或幻觉

伴心境协调的精神病性特征：妄想和幻觉的内容均与个体不完美、内疚疾病、死亡、虚无主义或应受惩罚的重性抑郁症的主题相符。

伴心境不协调的精神病性特征：妄想和幻觉的内容均不涉及个体不完美、内疚、疾病、死亡、虚无主义或应受惩罚的重性抑郁的主题，或内容是心境协调和心境不协调的混合体。

如果精神病性特征存在，则编码“伴精神病性特征”的标注，而不考虑发作的严重程度。

296.25 重性抑郁发作，单次发作，部分缓解

存在上一次重性抑郁发作的症状，但目前不符合全部诊断标准，或在一次发作结束之后，有一段持续时间少于 2 个月的没有重性抑郁障碍发作的任何显著症状的情况。

296.26 重性抑郁发作，单次发作，全部缓解

在过去的 2 个月内，没有任何明显的该障碍的体征或症状存在。

296.31 重性抑郁发作，反复发作，轻度

发作间歇期至少连续 2 个月，且间歇期达不到重性抑郁发作的诊断标准，本次发作符合 296.21 的标准。

296.32 重性抑郁发作，反复发作，中度

发作间歇期至少连续 2 个月，且间歇期达不到重性抑郁发作的诊断标准，本次发作符合 296.22 的标准。

296.33 重性抑郁发作，反复发作，重度

发作间歇期至少连续 2 个月，且间歇期达不到重性抑郁发作的诊断标准，本次发作符合 296.23 的标准。

296.34 重性抑郁发作，反复发作，伴精神病性特征

发作间歇期至少连续 2 个月，且间歇期达不到重性抑郁发作的诊断标准，本次发作符合 296.33 的标准。如果精神病性特征存在，则编码“伴精神病性特征”的标注，而不考虑发作的严重程度。

296.35 重性抑郁发作，单次发作，部分缓解

存在上一次重性抑郁发作的症状，但目前不符合全部诊断标准，或在一次发作结束之后，有一段持续时间少于 2 个月的没有重性抑郁障碍发作的任何显著症状的情况。

296.36 重性抑郁发作，单次发作，全部缓解

在过去的 2 个月内，没有任何明显的该障碍的体征或症状存在。

此外，在 DSM-5 中有一些适用于当前发作但没有编码的标注，如下：

1. 伴焦虑痛苦　在重性抑郁发作或持续性抑郁障碍（心境恶劣）的大部分日子里，存在下列症状中的至少 2 个，则被定义为焦虑痛苦。

（1）感到激动或紧张。

（2）感到异常的坐立不安。

（3）因担心而难以集中注意力。

（4）害怕可能发生可怕的事情。

（5）感觉可能失去自我控制。

标注目前的严重程度：

轻度：2 个症状；

中度：3 个症状；

中重度：4 或 5 个症状；

重度：4 或 5 个症状，伴运动性激越。

注：在初级保健和专业精神卫生场所中，焦虑痛苦被观察到是双相和重性抑郁障碍的突出特征。高焦虑程度与更高的自杀风险、更长的疾病病程和治疗无效的可能性有关。因此，准确地标注焦虑痛苦的存在和严重程度在临床上对于治疗计划和治疗反应的监控是非常有用的。

2. 伴混合特征

（1）在重性抑郁发作的大部分日子里，几乎每天都存在下列至少 3 个躁狂/轻躁狂症状：

1）心境高涨、膨胀。

2）自尊心膨胀或夸大。

3）比平时更健谈或有持续讲话的压力感。

4）意念飘忽或主观感受到思维奔逸。

5）精力旺盛或有目标的活动增多（社交、工作或上学，或性活动）。

6）增加或过度地参与那些结果痛苦的可能性高的活动（例如，无节制的购物，轻率的性行为，愚蠢的商业投资）。

7）睡眠的需求减少（与失眠相反，尽管睡眠比平时少，但仍感觉休息好了）。

（2）混合性症状与个体的日常行为不一样，且能够被他人观察到。

（3）如果症状符合躁狂或轻躁狂的全部诊断标准，则应诊断为双相Ⅰ型障碍或双相Ⅱ型障碍。

（4）混合性症状不能归因于某种物质（例如，滥用毒品、药物或其他的治疗）的生理效应。

注：与重性抑郁发作相关的混合特征，已被发现是发展成双相Ⅰ型障碍或双相Ⅱ型障碍的一个明显风险因素。因此，著名“伴混合特征”的标注在临床上对于治疗计划和治疗反应的监控是有用的。

3. 伴忧郁特征

（1）在本次发作最严重的发作期内，至少存在下列其中一项症状：

1）对全部或几乎全部的活动失去乐趣。

2）对于平常的快乐刺激原失去反应（当好事情发生时，也感觉不到好，即使是暂时的）。

（2）存在下列 3 项（或更多症状）：

1）以明显的极度沮丧、绝望或郁闷或所谓空虚的心境为特征的不同性质的抑郁心境。

2）抑郁通常在早晨加重。

3）早醒（即比通常睡醒提前至少 2 小时）。

4）明显的精神运动性激越或迟滞。

5）明显厌食或体重减轻。

6）过度或不适当的内疚。

注：如果这些特征存在于发作的最严重阶段，则适用此“伴忧郁特征”的标注。几乎完全丧失快乐的能力，而不仅仅是减少。评估缺少心境反应的准则是：即使非常渴求的事件也不再伴有明显的情绪开朗。或是心境完全不再开朗，或只是部分开朗（例如，每次仅仅有几分钟能够达到常态的 20%～40%）。“伴忧郁特征”的心境与分由于性抑郁发作存在性质上的不同。仅仅被描述为更严重、更持久或没有原因就存在的抑郁心境，不能被考虑为性质上的不同。精神运动的改变几乎总是存在，且可以被他人观察到。

在同一个体的多个发作期中，忧郁特征仅仅表现为有限的重复。忧郁特征更频繁地出现在住院患者而不是门诊患者中；与重度重性抑郁发作相比，更少地出现在轻度重性抑郁发作中；更多地出现于伴精神病性特征的个体中。

4. 伴非典型特征　在目前或最近的重性抑郁发作或持续性抑郁障碍的多数日子里，如下特征占主导地位时适用此标注。

（1）心境反应（例如，对实际发生的或潜在发生的积极事件所做出的心境开朗的反应）。

（2）有下列 2 项（或更多症状）

1）显著的体重增加或食欲增加。

2）睡眠增加。

3）灌铅样麻痹（即上肢或下肢有沉重的、灌铅样的感觉）。

4）长期存在人际关系的被拒敏感（不限于心境障碍发作期），导致社交或职业功能明显损害。

（3）在同一次发作中，不符合“伴忧郁特征”或“伴紧张特征”的诊断标准。

注："非典型抑郁"具有历史性的意义（即非典型是相对于常见的更典型的激越和"内源性"的抑郁表现而言，在当时，抑郁症很少在门诊患者、几乎从没有在青少年和年轻人中被诊断），不像它的名字所暗示的那样，今天它不代表着不常见或不平常的临床表现。

心境反应是指当存在正性事件时（例如：子女来访、他人的表扬），有能力高兴起来。如果外部环境保持良好，心境会变得愉快（不悲伤），并且可以持续相当长的时间。增加食欲可以表现为明显的食物摄入量或体重增加。睡眠增加可以包括较长时间的夜间睡眠和白天打盹，至少每天总计 10 小时的睡眠（或比不抑郁的时候多睡 2 小时）。灌铅样麻痹被定义为感觉沉重、灌铅样或负重感，通常出现在上肢或下肢。这种感觉至少一天存在 1 小时，但经常一次持续几个小时。不像其他的非典型特征，对于人际关系被拒的病理性敏感的一个特质是早期发生和贯穿于绝大部分的成人生活。被拒绝感出现在个体抑郁或不抑郁时，尽管它可能会在抑郁期加重。

5. 伴精神病性特征　存在妄想和/或幻觉。

（1）伴心境协调的精神病性特征：妄想和幻觉的内容均与个体不完美、内疚、疾病、死亡、虚无主义或应受惩罚的重性抑郁的主题相符。

（2）伴心境不协调的精神病性特征：妄想和幻觉的内容均不涉及个体不完美、内疚、疾病、死亡、虚无主义或应受惩罚的重性抑郁的主题，或其内容是心境协调和心境不协调的混合体。

6. 伴紧张症　如果紧张症的特征在大部分发作期里存在，则紧张症的标注可以适用于抑郁发作。紧张症的诊断标准为：

临床表现主要为下列 3 项（或更多）的症状：

（1）木僵（即无精神运动性活动；无主动地与环境联系）。

（2）肌肉僵直（即被动地还原为对抗重力的姿势）。

（3）蜡样屈曲（即对检查者摆放的姿势几乎无抵抗）。

（4）缄默症[即没有或几乎没有言语反应（如果有失语症，除外此项）]。

（5）违拗（即对指令或外部刺激抗拒或没有反应）。

（6）摆姿势（即自发地、主动地维持对抗重力的姿势）。

（7）造作（即奇怪地、矫揉造作地模仿正常的行为）。

（8）刻板运动（即重复地、异常频率的、非目标导向的运动）。

（9）不受外界刺激影响的激越。

（10）扮鬼脸。

（11）模仿语言（即模仿他人的言语）。

（12）模仿行为（即模仿他人的行为）。

7. 伴围生期发生　如果心境症状的发生出现在孕后或产后4周，此标注可适用于目前的重性抑郁发作，或者如果当前不符合重性抑郁发作的全部诊断标准，但最近的发作时重性抑郁，亦可适用此标注。

注：心境发作可以发生于孕期或产后。根据产后跟踪时间，尽管估算有所不同，3%～6%的女性在孕期或在产后的数周或数月会经历一次重性抑郁发作的发生。50%的产后重性抑郁发作实际上发生于产前。因此，这些发作被统称为围生期发作。伴围生期重性抑郁发作的女性经常有重度焦虑甚至惊恐发作。前瞻性研究已经证明，孕期的心境、焦虑症状和"产后忧郁"增加了产后重性抑郁发作的风险。

围生期发生的心境发作可以伴有或没有精神病性特征。杀婴现象最常与产后精神病性发作有关，其特征性表现是通过命令性幻觉杀死婴儿或妄想婴儿"着魔"了，但精神病性症状也可发生于没有这种特定的幻觉或妄想的重度产后心境发作中。

伴精神病性特征的产后心境（重性抑郁或躁狂）的发作发生于 1/（500～1/1000）的分娩，更常见于初产妇。有先前产后心境发作，有抑郁或双相障碍（尤其是双相Ⅰ型障碍）的既往史，有双相障碍家族史的女性，其产后伴有精神病性特征的发作的风险会明显增加。

一旦一个女性有产后伴精神病性特征的发作，其每一次后续分娩的复发风险为30%～50%。产后发作必须与产后期发生的伴有意识或注意水平波动的谵妄鉴别。考虑到神经内分泌改变的程度和社会心理的适应，母乳喂养对于治疗计划的潜在影响，产后心境障碍史对于后续生育的长期影响，所以，围生期是独一无二的。

8. 伴季节性模式　此标注适用于反复发作的重性抑郁障碍。重性抑郁障碍的发生与一年中的特定时间之间，存在规律性的时间关系（例如，秋季或冬季）。

注：不包括与季节性相关的明显的心理社会压力影响的案例（例如，每年冬天都规律性的失业）。

（1）完全缓解（或从重性抑郁到躁狂或轻躁狂的改变）也发生于一年中的特定时间（例如，抑郁在春季消失）。

（2）在过去的2年中，两次重性抑郁发作的出现能够证明时间的季节性关系，并且在同一时期内没有非季节性的重性抑郁发作出现。

（3）在个体的一生中，季节性的重性抑郁发作（如上所述）明显多于非季节性的重性抑郁发作。

注："伴季节性模式"的标注适用于反复发作的重性抑郁障碍的抑郁发作模式。其必要特征是重性抑郁发作的发生和缓解发生于一年中的特定时间。在大多数案例中，发作始于秋季或冬季，缓解于春季。少数的情况下，可以有反复的夏季抑郁发作。这种发生和缓解的模式必须发生在至少 2 年的时间内，在此期间没有任何非季节性的发作。此外，在个体的一生中，季节性的重性抑郁发作明显多于非季节性的重性抑郁发作。

此标注不适用于那些可以更好地被季节性相关的心理社会压力解释的情况（例如，季节性失业或学校放假）。出现在季节性模式的重性抑郁发作经常具备的特征为：能量减低、睡眠增加、暴食、体重增加和渴求碳水化合物。尚不清楚季节性模式是否更易出现在反复发作的重性抑郁障碍或双相障碍中。然而，在双相障碍人群中，季节性模式更多地出现在双相Ⅱ型障碍而不是双相Ⅰ型障碍中。在一些个体中，躁狂或轻躁狂的发作可能也与特定的季节相关联。

冬季型的季节性模式的患病率似乎随着不同的纬度、年龄和性别而改变。高纬度地区的患病率会增加，年龄也是季节性的一个强力的预测指标，年轻人在冬季抑郁发作的风险较高。

二、鉴别诊断

1. 继发性抑郁障碍　脑器质性疾病、躯体疾病、某些药物和精神活性物质等均可引起继发性抑郁障碍，例如：老年期痴呆的早期与抑郁障碍有时很难区别，无论是血管性痴呆还是阿尔滋海默病均有抑郁发作的相关表现，但随着时间的推移，痴呆患者的慢性脑病综合征越来越明显，有痴呆的人格改变，影像学检查可见大脑皮质萎缩、灰质减少；癫痫性病理性心境恶劣，此种情绪障碍的起始、终止均较急遽，缺乏典型的心境低落和运动性抑制症状，而以紧张、恐惧和烦闷为主，相关脑电方面的检查有助于鉴别；风湿性脑病、甲状腺功能低下、药源性抑郁状态（如利舍平所致抑郁）等都可能导致出现抑郁症状，需要详细了解病史及进行躯体、神经系统检查，有助于鉴别诊断。继发性与原发性抑郁障碍的鉴别要点包括：①前者有明确的器质性疾病或有服用某种药物或使用精神活性物质史，体格检查有阳性体征，实验室及其他辅助检查有相应指标的改变；②前者可出现意识障碍、遗忘综合征及智能障碍，后者除谵妄性躁狂发作外，一般无意识障碍、记忆障碍及智能障碍；③器质性和药源性抑郁障碍的症状随原发疾病的病情消长而波动，原发疾病好转，或在有关药物停用后，情感症状相应好转或消失；④前者既往无心境障碍的发作史，而后者可有类似的发作史。

2. 焦虑障碍　抑郁障碍和焦虑障碍常共同出现，但它们是不同的临床综合征，抑郁障碍以“情感低落”为核心、焦虑障碍以“害怕、恐惧，担忧、着急”为特点，但这两种精神障碍常共存几种症状，如躯体不安、注意力集中困难、睡眠紊乱和疲劳等。焦虑障碍的焦虑症状较为突出，当有潜在抑郁障碍时鉴别诊断较为复杂；焦虑障碍患者的情感表达以焦虑、脆弱为主，有明显的自主神经功能失调及运动性不安，患者的自知力良好，症状波动性大，求治心切，病前往往有明显引起高级神经活动过度紧张的精神因素。抑郁障碍常出现头晕、头痛、无力和失眠等躯体化主诉或者躯体化焦虑的临床现象，易误诊；但是抑郁障碍以心境低落为主要临床相，患者自我感觉不佳，觉得痛苦、厌倦、疲劳，躯体化症状较重的患者也可伴有疑病症状，需要根据症状的主次及其出现的先后顺序来进行鉴别。

3. 精神分裂症　伴有精神病性症状的抑郁发作或抑郁性木僵需与精神分裂症或其紧张型鉴别。鉴别要点：①原发症状：抑郁障碍以心境低落为原发症状，精神病性症状是继发的；精神分裂症通常以思维障碍和情感淡漠、不协调为原发症状，而抑郁症状是继发的。②协调性：抑郁障碍患者的思维、情感和意志行为等精神活动之间尚存在一定的协调性，精神分裂症患者的精神活动之间缺乏这种协调性。③病程：抑郁障碍多为间歇性病程，间歇期基本正常；而精神分裂症的病程多数为发作进展或持续进展，缓解期常有残留精神症状或人格的缺损。④病前性格、家族遗传史、预后和药物治疗的反应等均可有助于鉴别。

4. 创伤后应激障碍　创伤后应激障碍常伴有抑郁，与抑郁症的鉴别要点在于：前者常在严重的、灾难性的、对生命有威胁的创伤性事件，如强奸、地震、被虐待后起病，以焦虑、痛苦、易激惹为主的情感改变，情绪波动性大，无晨重夜轻的节律改变，情绪多为怨天尤人，而很少责备自己；精神症状与心理因素联系紧密，临床症状充分反映心因内容，易受外界影响；精神活动迟钝不明显；睡眠障碍多为入睡困难，有与创伤有关的噩梦、梦魇，与抑郁发作以早醒多见不同。此外，患者常重新体验到创伤事件，有反复出现的闯入性回忆、易惊等。

第四节　抑郁障碍的治疗研究进展

一、抑郁障碍的治疗概述

抑郁障碍的治疗目标在于控制症状，提高临床治愈率，最大限度减少病残率和自杀率。成功治疗的关键需要彻底消除临床症状，减少复发风险；提高生存质量，恢复社会功能，达到真正的临床治愈。抑郁障碍的治疗包括：药物治疗、心理治疗、物理治疗。

治疗开始前，医师应进行详细评估，包括患者的病史、当前临床亚型、当前精神检查结果、疾病严重度及自杀风险、心境障碍家族史及治疗反应；此外还要对可能参与了抑郁综合征的发生发展，或对治疗构成干扰的因素进行评估，如精神科及躯体共病、非精神科药物及心理社会因素。根据评估结果制定详尽的治疗方案。

同时应立即启动精神科管理，这些管理措施包括确定治疗方案及设置，建立及维持治疗同盟，监测及再次评估患者包括自杀风险在内的精神状况，再次评估诊断效力，监测患者对治疗的应答、副作用及一般躯体状况，并就治疗依从性的重要性教育患者及其家人。管理措施应持续整个治疗过程。

二、病程与预后

虽然普遍认为抑郁障碍的预后较精神分裂症好，但它具有易复发的特点。首发抑郁障碍约半数在 5 年内复发，约有 1/3 的患者在发病后第一年内复发。未经治疗的抑郁障碍患者病程一般持续 6～13 个月，而药物治疗可将病程缩短至 3 个月，治疗开始越早病程越短。因此，早发现和早治疗具有重要意义。有研究显示，首次抑郁发作恢复后约 50%患者会复发，而 3 次抑郁发作患者复发概率约为 90%。长期使用抗抑郁药物可有效预防复发，WHO 建议首次抑郁发作患者在治愈后至少用药 6 个月，第 2 次发作痊愈后至少用药 2～3 年，而如果出现第 3 次复发则应考虑长期用药。

三、治疗技术和治疗策略

（一）治疗技术

1. 药物治疗　根据《APA2010 版指南》建议，抗抑郁药是轻度到重度抑郁症患者的初始治疗选择。抑郁症首选用药的规范化对抑郁症是否能获得临床治愈十分重要。首选用药的策略一般会考虑如下几个因素：患者的临床症状特征、药物的疗效、药物的安全性和耐受性、患者的喜好、药物使用简便性及其价格等。除了以上提到的几点外，目前的临床治疗研究还显示，抗抑郁药的起效速度尤为重要。

（1）抗抑郁药物

1）A 级推荐药物

● 选择性 5-羟色胺再摄取抑制剂（SSRI）：西酞普兰、艾司西酞普兰、帕罗西汀、舍曲林、氟西汀、氟伏沙明等。有研究，比较了 12 种新型抗抑郁药的急性期疗效，发现米氮平、艾司西酞普兰、文拉法辛和舍曲林的疗效优于度洛西汀、氟西汀、氟伏沙明和帕罗西汀，而艾司西酞普兰、舍曲林、安非他酮和西酞普兰的可接受性优于其他新型药物。艾司西酞普兰和舍曲林的疗效和耐受性最为平衡。

● 选择性 5-羟色胺和去甲肾上腺素再摄取抑制剂（SNRI）：国内使用的包括文拉法辛、度洛西汀、米那普仑。有 Meta 分析显示，文拉法辛、度洛西汀和米那普仑治疗抑郁症的疗效与 SSRIs 相当，但耐受性略差。

● 去甲肾上腺素和特异性 5-羟色胺能抗抑郁剂（NaSSA）：目前国内使用的为米氮平。有研究显示米氮平的疗效优于安慰剂，与三环类抗抑郁药（TCA）和 SSRI 相当。

● 去甲肾上腺素和及多巴胺再摄取抑制剂（NDRI）：安非他酮。研究显示安非他酮的疗效与 SSRI 相当，但对体重增加的影响较小，可用于体重超标的患者。

● 褪黑素 MT_1/MT_2 受体激动剂和 5-HT_2C 受体拮抗剂：阿戈美拉汀。关于该药的研究显示阿戈美拉汀疗效与 SSRI 及 SNRI 相当。但使用阿戈美拉汀前需检测肝功能，血清转氨酶超过正常上线 3 倍者不应使用该药物。在使用概要期间须在 3、6、12 和 24 周复查肝功能。

2）B 级推荐药物

● 5-羟色胺平衡抗抑郁剂（SMA）：曲唑酮。曲唑酮的抗抑郁疗效优于安慰剂，但不及 SSRI 类，较低剂量曲唑酮有改善睡眠的作用，但应注意副作用和药物耐受性。

● 选择性去甲肾上腺素再摄取抑制剂（NRI）：瑞波西汀。有研究表明瑞波西汀的疗效优于安慰剂，与 SSRI 类相当，在抑郁症及伴随躯体疾病（如：帕金森综合征、脑卒中、HIV 感染等）的抑郁症治疗中均有可靠疗效。

● 三环类（TCA）、四环类抗抑郁药：国内使用的有阿米替林、氯丙咪嗪、

丙咪嗪、多塞平、马普替林和米安色林。虽然大量研究证实 TCA 和四环类抗抑郁药疗效确切，但因其耐受性较 SSRI 类差而作为 B 级抗抑郁剂推荐。

3）中药

● 疏肝解郁胶囊：舒肝解郁胶囊是由贯叶金丝桃、刺五加复方制成的中成药胶囊制剂。治疗轻、中度单相抑郁症属肝郁脾虚证者。药理作用为参与并调节突触囊泡向突触前膜移动，最终促使囊泡中的 5-HT、DA 和 NE 等神经递质释放，提高 3 种神经递质系统的神经传递。

● 圣约翰草提取物片：从草药（圣约翰草）中提取的一种天然药物。其主要药理成分为贯叶金丝桃素和贯叶连翘，其药理机制复杂，可同时抑制突触前膜对 NE、5-HT 和 DA 的重吸收，使突触间隙内三种神经递质的浓度增加。同时还有轻度抑制儿茶酚氧位甲基转移酶（COMT）的作用，从而抑制神经递质的代谢。治疗轻、中度抑郁症，同时改善失眠及焦虑。

● 巴戟天寡糖胶囊：治疗轻中度抑郁症中医辨证属于肾阳虚证者。常见的不良反应包括：口干、便秘、困倦、疲乏、头痛、食欲改变、类感冒症状、易怒、烦躁、有性冲动，少数患者用药后出现 ALT、AST 轻度升高、白细胞下降、皮疹等。

● 金香疏肝片：治疗轻、中度抑郁症肝郁脾虚证。常见不良反应：恶心、口干、便秘、头痛、多梦、轻度嗜睡、皮肤瘙痒等。少数患者用药后出现 ALT 轻度升高。药物剂型 0.5g/片，用法，3 片/次，3 次/日。

4）其他：氟哌噻吨美利曲辛（黛力新）：复方制剂，每片含相当于 0.5mg 氟哌噻吨的二盐酸氟哌噻吨，以及 10mg 美利曲辛的盐酸美利曲辛。氟哌噻吨是一种抗精神病药，小剂量具有抗焦虑和抗抑郁作用。美利曲辛是一种抗抑郁剂，低剂量应用时，具有兴奋性。此药具有抗抑郁、抗焦虑和兴奋特性。适用于轻、中度的抑郁症，尤其是心因性抑郁、躯体疾病伴发抑郁、围绝经期抑郁、酒精依赖及药瘾伴发的抑郁。

（2）抗焦虑药物：抗抑郁药物多数具有抗焦虑的作用，但由于抑郁障碍常合并焦虑状态，因此在抑郁障碍的治疗中合并使用抗焦虑药物的情况较为常见。目前应用于临床的抗焦虑药物包括苯二氮䓬类，还有 5-HT_{1A} 受体部分激动剂丁螺环酮和坦度螺酮，β 肾上腺素受体阻滞剂如普萘洛尔。其中苯二氮䓬类有抗焦虑作用外，还常作为镇静催眠药物使用。

1）苯二氮䓬类药物：作用于 γ-氨基丁酸（GABA）受体、苯二氮䓬受体和氯离子通道的复合物，通过增强 GABA 的活性，进一步开放氯离子通道，氯离子大量进入细胞内，引起神经超极化，从而起到中枢抑制的作用。可以减轻或消除患者的焦虑不安、紧张、恐惧等情绪，也可对睡眠的各期都有不同程度的影响。临床常用药物包括氯硝西泮、阿普唑仑、艾司唑仑、劳拉西泮、奥沙西泮、咪达唑仑、地西泮、硝西泮等。

有严重心血管疾病、肾病、药物过敏、药物依赖、妊娠前 3 个月、青光眼、重症肌无力、酒精制剂及中枢抑制剂使用时禁用苯二氮䓬类药物。老年、儿童、分娩前及分娩中慎用。对于抑郁所伴发的焦虑症状，抗抑郁药治疗第 1 周使用苯二氮䓬类药物或有帮助。在控制症状后，不需要长期应用，长期应用也不能预防疾病复发，且易导致依赖性。撤药时宜逐渐缓慢进行。

2）丁螺环酮和坦度螺酮：是非苯二氮䓬类抗焦虑药物，为 5-HT_{1A} 受体部分激动剂。通常剂量无明显地镇静、催眠、肌肉松弛作用，也无依赖性的报道，可用于抑郁障碍的增效治疗。

（3）抗精神病药物治疗：第二代抗精神病药如奥氮平、喹硫平、利培酮和阿立哌唑均可作为抗抑郁剂的增效剂，尤其是在难治性抑郁障碍的治疗中合并使用该类药物，可在一定程度上增加治疗的有效率和缓解率。需注意的是抗精神病药作为增效剂治疗抑郁障碍的剂量通常低于治疗精神病的剂量。作为增效剂，第二代抗精神病药的副作用，尤其是体重增加、潜在的代谢综合征和少见的锥体外系副作用等，在风险效益评估时一定要充分考虑，特别是在长期治疗时。

（4）情感稳定剂

- 锂盐：有研究显示锂盐与抗抑郁药物合用的效果优于单用抗抑郁药物，也可减少抑郁障碍的复燃和复发率。
- 卡马西平：有研究显示在抑郁障碍维持期合并使用卡马西平可以减少复发，但由于其通过 CYP450 酶系统代谢，在合并用药时需特别注意药物间的相互作用。
- 抗惊厥药物：包括丙戊酸盐、奥卡西平、拉莫三嗪等，但这些药物尚缺少较有力的证据。

（5）甲状腺素：甲状腺素可以增加抗抑郁药物治疗的效果。甲状腺素通常耐受良好，但高剂量长期治疗的研究证据尚不充分。

（6）改善脑功能/促进脑循环药：银杏叶提取物是是以银杏 Ginkgo biloba L. 的叶为原料，采用适当的溶剂，提取的有效成分富集的一类产品，其活性成分是萜烯，其中包括银杏内酯和白果内酯。这些银杏黄酮-糖苷成分具有强大的抗氧化与清除自由基能力，可改善注意力不集中及记忆力减退症状。在一项以中国人群为研究对象的多中心随机双盲研究中显示，抗抑郁药物合并银杏叶提取物可增强抗抑郁疗效，并能减少不良反应。提示在抑郁障碍的临床治疗中，可以适当使用改善脑功能药物，这对患者的治疗及康复均有有益作用。

2. 物理治疗

（1）经颅磁刺激（TMS）：是一种非侵入性的脑刺激，由磁场产生诱发电流，引起脑皮质靶点神经元去极化。重复经颅磁刺激（rTMS）不需麻醉，不诱发癫痫，不引起定向障碍和认知损害，在整个治疗过程中，患者保持清醒，除头痛和头皮痛外，没有其他不良反应。rTMS 的频率从 1～20Hz 不等，低频刺激（≤1Hz）降低神经元的兴奋性，高频刺激（10～20Hz）提高神经元的兴奋性。由于 rTMS 与脑内单胺类递质等水平改变有密切相关，因此可用于抑郁障碍的治疗。通常每次治疗持续约 30 分钟，每周治疗 5 天，每个疗程 2～4 周。

（2）改良电抽搐治疗（MECT）：是在传统的电抽搐治疗基础上改良而来的，是在通电前给予麻醉剂和肌肉松弛剂，使得通电后不发生抽搐，避免骨折、关节脱位等并发症的发生，更为安全，也易被患者和家属接受。用于伴有忧郁的重度抑郁症，特别是有强烈自伤、自杀行为或明显自责、自罪患者；原先抑郁发作时，用充分的抗抑郁药治疗无效，进一步的药物治疗仍可能无效；伴有妄想（通常是偏执性、躯体性或自我负性评价）的抑郁症；以及因躯体疾病不能给予药物治疗的患者可考虑使用。MECT 也可以应用于有骨折病史或骨质疏松者，年老体弱者，部分心血管疾病患者等传统电抽搐治疗方法不能选用的住院与门诊患者。但有以下情况的患者禁用 MECT：①脑器质性疾病：颅内占位性病变、脑血管疾病、中枢神经系统炎症和外伤。②心血管疾病：冠心病、心肌梗死、高血压、心律失常、主动脉瘤及心功能不全者。③骨关节疾病，尤其是新近发生者。④出血或不稳定的动脉瘤畸形。⑤有视网膜脱落潜在危险的疾病，如青光眼。⑥急性的全身感染、发热。⑦严重的呼吸系统疾病，严重的肝、肾疾病。⑧利血平治疗者。⑨麻醉药物过敏或不适合麻醉者。

MECT 需由有经验的专科医师实施，通常需治疗 6～12 次，常见并发症有头痛、恶心、呕吐、焦虑、可逆性的记忆减退、麻醉意外等。虽然完成疗效有助于缓解症状，但不能预防抑郁的复发。

（3）迷走神经刺激和深部脑刺激：通过外科手术的方法将刺激器放置入预定部位，以电刺激打断神经、精神疾病异常的神经活动的治疗方法。具有可逆、可调试的优点。

3. 心理治疗与健康教育

（1）心理治疗：所谓心理治疗，根据英国牛津英文字典中的定义，是指“通过沟通来处理精神疾患、行为适应不良和其他情绪问题的各种形式治疗，即一名训练有素的治疗者与患者建立起工作关系，旨在减轻症状、纠正不良行为方式，以及促进健全人格的发展”。从该定义中不难发现，治疗师的资质非常重要，另外，患者的意愿和治疗依从性也非常关键。在抑郁障碍的治疗方案中常合并心理治疗，尤其是有明显心理社会因素作用的抑郁发作患者及轻度抑郁或恢复期患者。

1）认知行为学治疗（CBT）：知行为治疗是一种通过诘难或挑战抑郁障碍患者对自我、周围环境和未来的不合理信念和错误态度来减轻抑郁症状，鼓励患者在现实生活中改变不恰当的认知与行为的限时、强化、侧重症状的心理治疗。

在 CBT 中，患者需学会识别负性自动思维和纠正不恰当的认知错误，学习新的适应性行为模式和“换个角度看问题”（转变认知），让患者积极与所处环境互动并且增加其控制感（master）和愉悦感（pleasure），即“M 和 P”技术。其中，一些行为干预技术如行为激活（behavioral activation）、回家作业等对于改善患者的症状非常重要，特别是存在社交退缩和兴趣缺乏的抑郁患者。其他有效的行为治疗技术和方法包括：安排有计划的活动、自控训练、社交技巧训练、问题解决、逐级加量家庭作业、安排娱乐活动、减少不愉快活动等。

轻中度抑郁症急性期治疗推荐可单用或与药物合用，巩固期和维持期治疗推荐可单用或与药物合用。

2）人际心理治疗（IPT）：IPT 侧重抑郁症患者目前的生活变故，如失落、角色困扰或转换问题、社会隔离和社交技巧缺乏，以及与抑郁发作有关的人际因素。IPT 是通过帮助患者识别出这些诱发或促发其抑郁发作的人际因素，鼓励其释放哀伤、帮助其解决角色困扰或转换问题、学习必要的社交技能以建立新的人际关系和获得必要的社会支持，从而改善抑郁。因为 IPT 强调抑郁症是医学疾病而非单纯的心理问题，即是疾病和症状困扰了患者而非患者本人的问题，因此临床上多与药物治疗合用，且疗效肯定。综合现有研究资料，IPT 可有效治疗基层医疗保健门诊中的抑郁症患者，包括较严重者、青少年、孕妇和老年人等。

3）精神动力学治疗：精神动力学治疗是建立在精神分析原理的基础上的一种心理治疗，其核心是假设一些有意识或无意识的情绪和防御机制导致了抑郁障碍的不良情绪和认知状态的发生发展。通过对这些因素的内省，如认识并理解这些躯体和精神症状的来源以及对行为的影响，从而改善疾病。目前缺乏肯定的循证医学证据，不作为 A 级推荐。

4）家庭/婚姻治疗：家庭治疗（family therapy）是旨在矫正家庭系统内人际关系的一类治疗方法。其理论假设将症状行为与问题视作异常家庭关系的结果而非某一成员的特性，即心理障碍产生于家庭内部人际关系而非个体本身。婚姻治疗（marital therapy）是对婚姻关系出现问题的配偶进行心理治疗，旨在改善配偶间的婚姻状态。婚姻治疗所关注的是夫妻的关系，包括他们之间的情感、相处关系、沟通状况或所扮演的角色等。由于夫妻是家庭的一部分，因此婚姻治疗在某种意义上可以包括在广义的家庭治疗中。对于存在明显家庭或婚姻冲突的抑郁症患者，可考虑在药物治疗基础上合用家庭或婚姻治疗，可有利于降低复燃和复发的风险。

5）团体治疗：团体心理治疗（group psychotherapy）简称团体治疗（group therapy），指治疗者同时对许多病人进行心理治疗。各种个体心理治疗的技术都可以应用在团体治疗中，这种方法不仅节省治疗所需的人力，同时还由于病人参与了团体互动，能产生一定的治疗效应。

6）问题解决治疗：这是一简易手册指导的治疗方法，适用于轻度抑郁障碍、老年和内科疾病患者，一般由护士或社会工作者承担，疗程为6～12次，但在国内使用较少，相关研究较少。但操作成本低，易于普及。

（2）健康教育：健康教育可提高抑郁障碍治疗的依从性，教育的对象不仅包括患者及其家庭，也尽可能要包括与患者关系密切的其他重要人员，当然这要提前得到患者的同意。健康教育对那些把得病归咎于自己道德败坏的患者，或认为患者根本没病的家庭成员尤其重要。

首先，教育的内容应包括抑郁症的特点，精神科医师应让患者及其家属了解和识别抑郁症的绝望症状，防止患者拒绝治疗或在治疗完全起效前放弃治疗。其次，应告知在治疗过程中症状改善的规律及可能的不良反应，对于药物或电抽搐治疗中可能出现的不良反应要预先判断，向患者及家属告知并加以解释。这些措施均有利于患者坚持治疗，减少脱落。最后，应告知抑郁症复发及预防的相关知识。患者及其家属应学会识别复发的早期症状和可能引起复发的诱发因素。当疾病有复发迹象时，患者要知道尽早寻求专业治疗，以降低完全复发和合并其他并发症的概率。

此外，患者及家庭教育还应包括行为习惯的指导，如良好的睡眠卫生和减少咖啡因、烟草、酒精及其他有害物质的使用等。对大多数个体来讲，体育锻炼是有益健康的。有数据显示，参与有氧运动或耐力训练的患者至少对抑郁症状有中等程度的改善，日常的体育锻炼也可以降低老年人或合并其他躯体疾病的人群抑郁症的患病率。

4. 其他治疗

（1）Omega-3 脂肪酸（APA）：虽有研究显示合用 Omega-3 脂肪酸对抑郁障碍患者有益，但尚缺乏大样本可信的结果。由于精神障碍的患者比健康人患肥胖、代谢性疾病和其他健康问题的危险性大，抑郁障碍患者合并使用 Omega-3 脂肪酸可改善患者躯体健康状况，包括心血管健康。未来尚需进行 Omega-3 脂肪酸单药治疗抑郁障碍的相关研究。

（2）叶酸：在孕早期摄入叶酸预防神经管畸形，血叶酸水平可预测抗抑郁药物的疗效，如低血叶酸水平与氟西汀起效慢、疗效不佳相关，而在抗抑郁治疗基线的高叶酸水平与抗抑郁药物疗效好相关。氟西汀合并叶酸的疗效优于比氟西汀合用安慰剂的患者，尤其是女性患者。但叶酸作为单药治疗抑郁障碍的研究不足。

（3）光疗：有研究表明，光照治疗无论对于季节性抑郁还是非季节性抑郁障碍都是有效的，其治疗的效应量甚至与大多数抗抑郁药物相等。但光照治疗的机制尚不清楚，但有研究显示可能参与调节五羟色胺神经递质系统。但大多数的研究存在各种设计缺陷，尚需进一步检验。

（4）针灸：针灸是我国中医学治疗疾病的重要手段，近年来有学者已经开始用针灸治疗抑郁障碍患者，并且其疗效也得到了一些临床研究的支持。大多数的研究中，针对抑郁障碍的针灸疗法是根据“针灸治疗的临床对照研究干预标准”而执行的。随机对照研究显示，电针治疗与推荐剂量的氟西汀治疗效果相当；针灸治疗可作为 SSRI 治疗早期的辅助治疗，加快 SSRI 药物治疗的起效时间，阻止抑郁的进一步恶化，并且对抗抑郁的效果具有长期持续的促进作用。最近一项荟萃分析指出，针刺治疗轻中度抑郁障碍应以电针配合 SSRI 干预 6 周为最优干预方式，可显著提高临床控制率和临床总有效。

（二）治疗策略

1. 不同亚型抑郁障碍的治疗

（1）伴精神病性特征：重性抑郁障碍有时会伴随与心境协调或不协调的精神病性症状，需要及时识别并治疗，否则很容易导致治疗不足。精神病性症状是抑郁障碍复发的危险因素，因此，伴随精神症状的抑郁障碍患者需要维持期治疗。休克治疗对于治疗此类抑郁障碍患者疗效显著，可被推荐为一线治疗方案。抗精神病药物与抗抑郁药物合用也被用作一线药物治疗方案，联合治疗的方案优于单用任何一类药物。有些对抗精神病药物联合抗抑郁药物治疗方案疗效不佳的患者可尝试加用锂盐。

（2）伴紧张症：在重性抑郁障碍发作期间有时会合并紧张综合征，伴随至少2 项以下临床表现：不动、过度激越、过度违拗、奇特的随意运动、模仿语言或模仿动作。如果存在紧张综合征则需要仔细鉴别诊断，因为该症状也可能出现在其他精神障碍中，如双相障碍或精神分裂症。有紧张综合征的患者常需要临床综合干预，包括补液、补充营养、预防深静脉血栓形成、防止褥疮、预防肌肉萎缩。在治疗初期可以静脉给予苯二氮䓬类药物（劳拉西泮或地西泮等）或巴比妥类药物（异戊巴比妥等）以快速缓解紧张症状，后期可改为口服此类药物。对治疗无效的患者可使用 ECT 治疗，ECT 对紧张症状疗效肯定，在数次治疗后症状常可得到明显缓解。在紧张症状缓解后，需要在随后的急性期和维持期治疗中使用抗抑郁药物。此外，持续的治疗方案中可包括 ECT、锂盐、抗精神病药物或这合并使用这几种治疗方法，治疗方案的制定取决于患者的具体情况。但这类患者对恶性综合征更敏感，这在制订治疗方案时需考虑到。

（3）伴忧郁特征：忧郁特征是典型的躯体症状，如几乎对所有事情的兴趣减退，或感受不到乐趣；对快乐的事物刺激缺乏反应。其他症状包括抑郁症状晨重暮轻，食欲不佳或体重减轻。此类抑郁障碍对药物治疗及 ECT 治疗均有疗效，SNRI 类药物和 TCA 类药物比 SSRI 类药物疗效好。心理治疗对这类患者并不适合，尤其是忧郁症状会干扰患者与治疗师的会面。具有忧郁特征的抑郁障碍患者可能会增加自杀风险，并且在维持期药物治疗期间也可能会有复发的风险。

（4）伴非典型特征：伴非典型特征的重性抑郁障碍患者有典型的情绪症状，此外还伴随至少 2 种附加症状，包括灌铅样麻痹，长期存在的人际被拒敏感，明显的体重增加或食欲增加，嗜睡（最后两项被认为是相反症状）。非典型抑郁障碍是抑郁障碍的一个亚型，需要与传统的“内生型”抑郁障碍鉴别，非典型并非是不常见的抑郁障碍。非典型特点在女性患者中更多见，与发病年龄较早和合并焦虑障碍有关，通常具有慢性病程，症状仅有短期的部分缓解。非典型症状在双相Ⅰ型和双相Ⅱ中也很常见，提示伴非典型特征的抑郁障碍患者要仔细筛选躁狂或非躁狂病史及症状。在这种类型的抑郁障碍治疗上，MAOI 比 TCA 更有效，也有研究支持可使用 SSRI，安非他酮和 CBT 治疗。电休克治疗也有效。特殊症状的存在以及对于安全的考量应在选择伴非典型特征抑郁障碍的治疗方案时考虑到，例如，在选择使用 MAOI 药物治疗时患者不愿坚持饮食和药物治疗的配合，临床医师应考虑换用其他的抗抑郁药物或心理治疗。

（5）伴季节性模式：伴季节性模式的抑郁障碍患者郁症状的发作和缓解与一年中特定时期有密切关系的，但并非由季节相关的心理社会应激导致（如季节性的裁员，重大纪念日等)。在北半球最常见的为十月初到十一月末出现症状，次年二月中旬到四月中旬缓解。伴季节模式的抑郁障碍发作常有非典型的临床表现，如嗜睡和食欲增强。有些患者有躁狂或轻躁狂的表现，因此，适当时候要做双相障碍的诊断。在治疗上也需要抑郁障碍的全程治疗，光疗是可选择的治疗方法之一。在初级治疗时，尤其是明确为伴季节模式的门诊患者推荐使用光疗 1～2 周。对症状比较严重的季节性抑郁障碍患者，光疗是药物治疗的附加手段。在药物选择方面，安非他酮的缓释剂是 FDA 批准临床使用于具有季节模式抑郁障碍治疗的药物。

（6）持续性抑郁障碍：在 DSM-5 诊断标准中，还有一类抑郁障碍叫持续性抑郁障碍（Persistent depressive disorder），它包括心境恶劣和慢性抑郁。抑郁障碍中有 10%～15%的患者为持续性抑郁障碍。由于它持续时间较长且疾病严重程度轻于 MDD，因此常被人们所忽略。持续性抑郁障碍强调综合治疗。药物治疗方面，SSRI 类抗抑郁剂因为具有良好的疗效和耐受性可优先建议使用；此外，SNRI、NaSSA 类药物也可推荐使用。心理治疗方面，研究显示 CBT、IPT 和心理动力学治疗有较好效果。目前尚缺乏大样本的、随机、双盲的研究证据表明 MECT、rTMS 等物理治疗治疗有效。

（7）难治性抑郁障碍：一些患者对药物治不敏感，导致疗效不佳，这种对两种或以上抗抑郁药物足量足疗程的治疗反应不佳的患者为难治性患者（treatment-resistant depression）。在这些患者的治疗中，患者偏好、危险因素的水平、社会和个人环境以及所有干预手段的缺点都会影响治疗选择。在药物治疗方面，对抗抑郁药物反应不佳的患者可以考虑加用锂盐。在开始使用锂盐之前，应常规检查心电图。在足量足疗程使用 2 种抗抑郁药物后疗效仍不佳的患者可以使用文拉法辛，如果患者可耐受不良反应，可增加文拉法辛用量。难治性抑郁障碍患者可以在能耐受的情况下加用另一种抗抑郁药物。有证据显示，在使用 SSRI 类药物的基础上加用米安色林或米氮平可增加药物疗效。应注意的是，服用两种抗抑郁药物的患者要详细评估疗效和副作用，尤其是注意避免发生五羟色胺综合征。

2. 共病其他精神障碍的抑郁障碍治疗　共病通常会使抑郁障碍的治疗复杂化、临床疗效更差。目前对于共病问题有很多不同的认识和理解，较为公认的定义是：依据美国 DSM-5 同时符合抑郁障碍和其他精神障碍诊断标准者。

（1）共病焦虑障碍：据 WHO 流行病学调查，抑郁障碍与焦虑障碍的共病率达 30%～50%。应遵循综合治疗原则，注意早期快速起效以及临床症状的完全缓解。

1）药物治疗

● 抗抑郁药：目前关于抑郁障碍共病焦虑障碍治疗的相关研究尚不多见。但由于焦虑症状在抑郁障碍患者中是一个常见的共患症状，大量临床证据证明抗抑郁剂对焦虑症状也有较好的疗效。SSRI、SNRI 类药物可被优先用于治疗抑郁障碍共病焦虑。安非他酮治疗抑郁焦虑障碍或伴有焦虑症状的效果与 SSRI 相当。另外，还可考虑选用有镇静作用的抗抑郁药，如 NaSSA 中的米氮平、SARI 中的曲唑酮及 TCA 中的阿米替林等。需要特别提出的是，抗抑郁药物在初始阶段有可能加重患者的焦虑症状，故在临床使用时，初始剂量要小，然后缓慢加量。

● 抗焦虑药：抗抑郁药在治疗初期可加重焦虑症状且起效时间延长，因此在临床中可合并使用苯二氮䓬类药物，如氯硝西泮、阿普唑仑等，但不建议长期使用。其他抗焦虑药如丁螺环酮、坦度螺酮能有效治疗焦虑症状。

2）其他治疗：联合使用心理治疗对于抑郁障碍共病焦虑障碍较为有效。其中，CBT 和 IPT 疗法常作为治疗首选。目前尚无充足证据说明何种物理治疗对抑郁障碍共病焦虑障碍有效。有研究显示，MECT 治疗对抑郁共病创伤后应激障碍有一定效果。

（2）共病痴呆：抑郁障碍有 10%～15%的患者共病痴呆。在治疗上，应遵循综合治疗原则，注意避免患者认知功能的进一步损伤。药物治疗方面，Meta 分析显示 SSRI 药物对抑郁障碍共病痴呆有较弱的治疗效果。美国抑郁障碍防治指南推荐可使用抗胆碱能副作用较小的抗抑郁剂进行治疗，如：舍曲林、安非他酮、曲唑酮等。心理治疗方面，研究报道 CBT、IPT 及心理支持如验证、怀旧、家庭健康教育对于患者的治疗是有用的。物理治疗方面，研究显示 MECT 在抑郁障碍共病痴呆的治疗中是有效的，但有时会伴有认知功能的短暂恶化，所以使用时应谨。

（3）共病物质滥用：STAR*D 研究显示抑郁障碍共病物质使用障碍的终生患病率达 30%～42.8%，其中共病酒依赖和酒滥用最为多见。治疗上注意药物间相互作用及成瘾物质的滥用。药物治疗方面，尽可能选择无滥用潜能、安全、可耐受、对精神疾病和物质滥用均有效的药物。加拿大指南推荐艾司西酞普兰、氟西汀、米氮平可治疗抑郁伴酒精使用障碍。此外，心理社会干预对于抑郁障碍共病物质使用障碍患者也能起到积极的效果，其中常使用 CBT 和动机强化治疗。

（4）共病人格障碍：研究显示 20%～50%住院和 50%～85%门诊抑郁障碍患者有相应的人格障碍，最常见的是边缘型和回避型人格障碍。在治疗上应在综合评估的基础上强调药物治疗和心理治疗的联合应用，同时防止患者的自伤、自杀。

药物治疗方面，目前研究认为优先推荐使用心境稳定剂和非典型抗精神病药。包括：拉莫三嗪、丙戊酸盐、阿立哌唑、奥氮平，它们对情绪不稳、冲动控制缺乏、感知障碍、易激惹等症状治疗有效。而抗抑郁药物作用较弱。心理治疗方面，由于人格障碍患者常存在较多的性格、行为问题，因此早期联合心理治疗可进一步提高疗效。常用的方法有：CBT、精神分析、辨证行为及心理动力学治疗。物理治疗方面，少量研究显示 ECT 治疗对于抑郁共病人格障碍患者有效。

3. 合并躯体疾病的抑郁障碍的治疗　许多躯体疾病常共病抑郁障碍，调查发现内科住院患者中有 22%～33%患有抑郁障碍及相关心理障碍。关于躯体疾病共病抑郁障碍的治疗：应在全面评估患者的躯体疾病状况、抑郁症状以及相关影响因素的基础上，选择安全性高、药物相互作用少的抗抑郁药物，并根据患者的个性特征联合心理治疗、物理治疗等辅助治疗方法。

（1）神经系统疾病

1）脑卒中：脑卒中后抑郁是脑血管疾病常见并发症，其发生率为 6%～79%不等。在药物治疗方面，A 级推荐使用西酞普兰、舍曲林、艾司西酞普兰。多项关于 SSRI 类药物的 RCT 研究证实，上述药物对于心脑血管和老年人均具有良好的疗效和安全性。SNRI 类药物由于其较好的改善情绪和认知功能也可用于治疗脑卒中后抑郁。需要指出的是帕罗西汀、氟西汀以及抗精神病药由于会增加心血管或脑卒中风险应慎用。心理治疗方面，研究表明 CBT、问题解决疗法对脑卒中后抑郁有益。

2）帕金森病：帕金森病患者中有 40%～50%共病抑郁障碍。一些抗帕金森病药物（包括金刚烷胺、溴隐亭、卡比多巴、左旋多巴等）可加重抑郁症状。药物治疗方面，目前尚没有任何证据表明有特定的抗抑郁剂对帕金森伴抑郁障碍有较好的疗效和安全性。其中，NRI、SNRI 类抗抑郁剂可作为 B 级推荐；SSRI 类抗抑郁药疗效不充分，且由于其 5-羟色胺激活可能使帕金森疾病恶化，仅作为 C 级推荐；不建议在卡比多巴或左旋多巴治疗期间，使用 MAOI 类抗抑郁药。心理治疗方面，研究发现 CBT 治疗可有效改善帕金森患者的抑郁症状。

3）癫痫：癫痫患者中有 6%～50%共病抑郁障碍。癫痫发作前、发作中、发作后及发作间歇期均可出现抑郁障碍。癫痫患者的抑郁障碍发生率高于普通人群 6 倍，自杀的发生率为一般人群的 10 倍。药物治疗方面，目前尚缺乏抗抑郁剂的 A 级推荐证据。其中，米安舍林以及 SSRI 类抗抑郁剂西酞普兰、艾司西酞普兰、舍曲林可建议使用。如果 SSRI 类药物疗效欠佳可选用 SNRI 类药物，不建议使用安非他酮。此外，抗癫痫药拉莫三嗪、普瑞巴林也可用于治疗癫痫共病抑郁。心理治疗方面，少量研究显示 CBT、放松疗法可以改善患者病情严重程度。

（2）心血管系统疾病

1）高血压：20%～30%的高血压患者可共病抑郁障碍。药物治疗方面，目前认为 SSRI、SNRI 类抗抑郁剂可改善高血压共病抑郁患者的抑郁症状。其中，文拉法辛因其可引起剂量依赖性血压增高，在剂量大于 300mg/日时尤为明显，使用时应监测血压。需要注意的是，TCA 和 MAOI 可引起直立性低血压，应慎用。心理治疗方面，目前认为高血压患者存在抑郁等心理问题，但尚无足够证据证明心理治疗可改善高血压患者的抑郁情绪。

2）冠心病：冠心病患者中至少有 20%的患者共病抑郁障碍。药物治疗方面，SSRI 类抗抑郁剂在冠心病共病抑郁障碍治疗中具有较好的疗效和安全性，常被作为 A 级推荐。主要包括：舍曲林、西酞普兰、艾司西酞普兰。此外，SNRI 类和米氮平也具有较好的治疗效果。心理治疗方面，研究显示 CBT、IPT 和问题解决疗法对冠心病伴抑郁情绪有明显改善作用。

（3）内分泌系统疾病

1）糖尿病：糖尿病患者中共病抑郁障碍的比例约为 20%，其死亡率增加 1.5 倍。在非胰岛素依赖型糖尿病（NIDDM）中，抑郁障碍可能先于糖尿病症状，从而增加了 NIDDM 发病的危险性。相反，在胰岛素依赖型糖尿病（IDDM）中，抑郁障碍倾向于出现在糖尿病发病后，血糖增高的程度同抑郁障碍的严重程度相关。药物治疗方面，研究发现 SSRI 类药物能有效改善抑郁症状并使糖尿病控制得更好。心理治疗方面，研究显示 CBT、健康教育等疗法有一定疗效。

2）甲状腺功能障碍：甲状腺功能障碍也易共病抑郁障碍，主要包括：甲状腺功能低下和甲状腺功能亢进。

A. 甲状腺功能低下：76%的甲状腺功能低下患者可伴随抑郁症状。药物治疗方面，有证据表明氟西汀和舍曲林均不增加甲状腺功能减退的风险，可用于治疗甲状腺功能减退共病抑郁障碍。此外，合用左旋甲状腺素钠也可以加快抑郁症状的缓解，提高临床治愈率。心理治疗及物理治疗方面尚缺乏可信的证据。

B. 甲状腺功能亢进：甲状腺功能亢进伴发抑郁障碍首选抗甲状腺素治疗，它可使躯体症状明显改善，也可改善与之相关的抑郁障碍。对抗抑郁剂的选择尚缺乏临床证据。

（4）肿瘤：肿瘤中有 20%～40%的患者共病抑郁障碍。药物治疗方面，目前认为在肿瘤患者中使用抗抑郁剂可有效改善患者的抑郁症状。可建议使用的药物有：艾司西酞普兰、西酞普兰、米安色林、舍曲林、米氮平、安非他酮。帕罗西汀、氟西汀由于药物间相互作用应慎用。心理治疗方面，较多的研究显示健康教育、CBT、问题解决以及支持性心理治疗对缓解肿瘤患者的抑郁症状有效。

（5）疼痛综合征：疼痛综合征和抑郁障碍共病也较常见。调查发现，1/2～2/3的抑郁障碍患者存在不同程度的疼痛，如果是长期的慢性疼痛或者涉及多种疼痛，则抑郁障碍的患病率可能会增加。对每一个抑郁障碍患者需要评估其是否存在某种疼痛以及疼痛的部位、性质、严重程度。药物治疗方面，Meta 分析显示 SNRI 类抗抑郁剂对精神性以及躯体性疼痛有较好的疗效。其中，度洛西汀有更好的疗效和耐受性被作为 A 级推荐使用；而 SSRI 和 TCA 类抗抑郁剂由于其疗效不足或耐受性问题，常被作为 B 级推荐。心理治疗方面，CBT、IPT 以及情绪控制疗法可在一定程度上减少疼痛。物理治疗方面，研究证据显示 rTMS、VNS 对疼痛共病抑郁障碍治疗有效。

（6）人类获得性免疫缺陷病毒（HIV）：大约 50%的 HIV 感染者共病抑郁障碍和其他精神疾病。药物治疗方面，可使用 SSRI 类抗抑郁剂。TCA 类抗抑郁剂尽管也有较好的疗效，但由于其较多的副作用可在 SSRI 类抗抑郁剂治疗无效后使用。心理治疗方面，由于 HIV 共病抑郁障碍的患者负性认知较多、人际关系差、社会支持少，CBT、IPT、健康教育以及支持性心理治疗等方法均可有效改善 HIV 患者的抑郁症状，常作为 B 级推荐。

4. 特定人群的抑郁障碍　抑郁的发生风险与性别、年龄也有一定关系，如：儿童、老年、女性。这部分人群除具有抑郁障碍的一般临床特征外，还具有其特征性症状及病理生理改变。因此，在临床治疗中应给予更多的关注。在确定治疗方案时应多方面综合考虑，真正做到个性化最优治疗。

（1）儿童青少年：儿童青少年抑郁障碍的治疗，应坚持抗抑郁剂与心理治疗并重的原则。心理治疗适合不同严重程度的儿童青少年抑郁障碍患者，有助于改变认知、完善人格、增强应对困难和挫折的能力，最终改善抑郁症状、降低自杀率、减少功能损害。规范、系统的 CBT 和 IPT 对于儿童青少年抑郁障碍有效，支持性心理治疗、家庭治疗也有一定疗效。轻度患者如果 6～12 周心理治疗后抑郁症状无明显改善，通常提示需合并抗抑郁药物。

目前还没有一种抗抑郁剂对儿童和青少年绝对安全。SSRI 类药物可用于儿童青少年抑郁障碍。目前，舍曲林在国内外均有治疗儿童青少年抑郁障碍的适用症，适用 6 岁以上儿童，其疗效和安全性证据较为确切。此外，氟西汀和西酞普兰也是国外儿童青少年抑郁障碍的一线用药，其疗效和安全性得到了证实。其他类抗抑郁药物，如文拉法辛、米氮平、三环类抗抑郁药等，因缺乏对于儿童青少年抑郁障碍疗效与安全性的充分证据，应慎用。如果单独用药效果不明显，可合用增效剂，但在青少年抑郁患者中尚缺乏充分的临床证据。

用药应从小剂量开始，缓慢加至有效剂量。由于儿童青少年个体差异很大，用药必须因人而异，尽可能减少、避免不良反应的发生。抗抑郁剂与 18 岁以下儿童青少年的自杀相关行为（自杀企图和自杀观念）和敌意（攻击性、对抗行为、易怒）可能有关，使用时应密切监测患者的自杀及冲动征。

对于病情危重、可能危及生命（如自杀倾向或木僵、拒食等）、采用其他治疗无效的青少年患者（12 岁以上）可采用 MECT 治疗。

（2）老年：老年抑郁障碍治疗除遵循抑郁障碍的一般治疗原则外，要特别注意老年人的病理生理改变以及社会地位改变的影响，定期监测患者躯体功能状况。治疗老年抑郁首选 SSRI 类药物，如舍曲林、西酞普兰、艾司西酞普兰等。除了抗抑郁疗效肯定，不良反应少，其最大的优点在于其抗胆碱能及心血管系统不良反应轻微，老年患者易耐受，可长期维持治疗。SNRI 类药物亦可用于老年抑郁障碍治疗。其代表药物为度洛西汀、文拉法辛。其不足之处在于高剂量时可引起血压升高，在使用时需逐渐增加剂量，并注意监测血压的改变。NaSSA 类药物米氮平能显著改善睡眠质量，适用于伴失眠、焦虑症状的老年抑郁障碍患者。阿戈美拉丁通过调节生物节律也可改善老年患者的抑郁情绪。应慎用三环类抗抑郁剂，此类药物有明显的抗胆碱能作用及对心脏的毒性作用，易产生严重的不良反应。

目前对于老年人联合用药的相关证据尚不充分。可结合个体情况慎重选用，对难治性的老年抑郁障碍患者可优先考虑。可小剂量联合应用非典型抗精神病药物，如利培酮、喹硫平、阿立哌唑治疗，但应同时监测肝、肾功能以及血糖、血脂等指标，同时注意药物间的相互作用。

老年患者的起始剂量一般低于相对年轻的成人患者，但滴定至有效剂量。很有必需注意药物蓄积作用，老年人对药物的吸收、代谢、排泄等能力较低，因此血药浓度往往较高，易引起较为严重的不良反应。

心理治疗能效改善老年抑郁障碍患者的无助感、无力感、自尊心低下及负性认知，常用的方法包括 CBT、IPT、心理动力及问题解决等方法。

MECT 适用于老年抑郁障碍中自杀倾向明显者、严重激越者、拒食者及用抗抑郁药无效者，同时无严重的心、脑血管疾患；也可适用于老年抑郁的维持治疗。

（3）女性：女性抑郁障碍的发生率约为男性的 2 倍。由于神经内分泌以及其他因素的影响，其发病率较高开始于青春期，持续到生育期，之后缓慢下降，到围绝经期再次呈上升趋势。

1）经前期烦躁障碍：在 DSM-5 诊断体系中，经前期烦躁障碍被纳入“抑郁障碍”章节。该障碍是指女性在月经来潮前 1 周及月经期间，存在较为明显的烦躁、易激惹等症状，且这些症状在月经来潮后几天逐渐减轻，在月经结束后 1 周内几乎消失。50%～80%行经女性存在轻度的经前期情绪不佳，20%报道有严重的经前期情绪问题需要治疗，3%～8%满足经前期烦躁障碍的诊断标准。

轻度经前期烦躁障碍的治疗以非药物干预为主，如对疾病相关知识的教育、生活方式的改变，以及支持性心理治疗、CBT 治疗等。非药物干预无效的患者和中重度患者可以采用药物治疗，如给予 SSRI 类药物，能同时改善患者的症状及生活质量。

2）孕产期抑郁障碍：孕产期抑郁障碍是指女性在妊娠期或产后 4 周内出现抑郁情绪，严重患者可出现精神病性症状。根据其发生的时间不同可分为：妊娠期抑郁障碍和产后抑郁障碍。

3）妊娠期抑郁障碍：妊娠期抑郁障碍多在怀孕前 3 个月与后 3 个月发生，前 3 个月可表现为早孕反应的加重，并有厌食、睡眠习惯改变等；后 3 个月可表现为持续加重的乏力、睡眠障碍及食欲下降、对胎儿健康及分娩过程过分担忧等。妊娠期高达 70%女性出现抑郁症状，10%～16%满足重性抑郁障碍的诊断标准。

处理妊娠期抑郁时，权衡治疗和不治疗对母亲和胎儿的风险很重要，向患者及家属讲清楚抗抑郁治疗与不治疗的风险与获益。治疗应根据抑郁的严重程度、复发的风险、尊重孕妇和家属的意愿来进行调整。目前抗抑郁药在孕期使用的风险与安全性尚无最后定论。通常来讲，症状较轻的患者给予健康教育、支持性心理治疗即可，如既往有过轻到中度发作，可给予 CBT 和 IPT 治疗。重度或有严重自杀倾向的患者可以考虑抗抑郁剂治疗，当前孕妇使用最多的抗抑郁剂是 SSRIs 类，应尽可能单一药物并考虑患者既往治疗情况。

关于妊娠期使用抗抑郁剂后产生的不良事件主要涉及胎儿发育、新生儿发育和长期发育 3 个问题。除帕罗西汀外，孕期使用 SSRI 类抗抑郁剂并未增加患儿心脏疾病和死亡风险；但可能增加早产和低体重风险。SNRI 类药物和米氮平可能与发生自然流产有关。此外，队列研究显示，孕晚期使用抗抑郁剂可能与产后出血有关。

对于药物治疗无效或不适合的重度、伴精神病性及高自杀风险的患者可选用 MECT 治疗。

第三章　抑郁障碍的规范化诊疗

第一节　抑郁障碍的规范化诊断

抑郁障碍是一类具有“发作性”特点的精神疾病，诊断时既要评估目前发作的特点，还要评估既往发作的情况。临床诊断应依据下述原则：

（1）确定目前（或最近）一次发作的类型，了解目前或最近一次发作的病史，进行详细的精神现状检查；然后根据获得的资料确定目前或最近这次发作是否是抑郁发作并确定亚型。

（2）确定以前有过的发作类型，这需要详细收集患者以前的病史。为避免遗漏重要资料，最好按照某种定式检查逐项进行。然后根据获得的资料确定以前有过哪些类型的发作以及有过多少次发作。

（3）确定疾病的诊断，根据目前或最近一次发作的类型和以前有过的发作类型确定疾病的诊断。如果既往及目前只有抑郁发作，则依据抑郁障碍的标准进行相应诊断；如果既往有过躁狂发作，则诊断为双相障碍。

（4）抑郁障碍诊断的改变，患者就诊时通常是首次发作，或者只有一种类型的发作，此时很难预测以后是否会再次发作，如果发作也很难预测会发生哪类发作。当以后再次发作时，诊断可能改变，如以后出现躁狂发作，则诊断修改为双相障碍。

抑郁障碍的诊断要点：主要根据病史、临床症状、病程特点及体格检查和实验室检查，依照相关的精神疾病诊断分类标准而确定。密切临床观察，把握疾病横断面的主要症状或症状群及纵向病程特点，才能进行准确的临床诊断。

第二节　抑郁障碍的规范化治疗

抑郁障碍的治疗目标在于尽可能早期诊断，及时规范治疗，控制症状，提高临床治愈率，最大限度减少病残率和自杀率，防止复燃及复发。成功治疗的关键需要彻底消除临床症状，减少复发风险；提高生存质量，恢复社会功能，达到真正的临床治愈。而规范化治疗的关键在于全病程治疗。

抑郁症复发率高达 50%～85%，其中 50%的患者在疾病发生后 2 年内复发。为使这种高复发性疾病预后良好、防止复燃及复发，目前倡导全病程治疗。全病程治疗策略分为：急性期治疗、巩固期治疗和维持期治疗。急性期治疗（8～12 周）：控制症状，尽量达到临床治愈（Remission）。急性期的疗效决定了患者疾病的结局和预后，需要合理治疗以提高长期预后和促进社会功能康复。巩固期治疗（4～9 个月）：在此期间患者病情不稳定，复燃风险较大，原则上应继续使用急性期治疗有效的药物，并强调治疗方案、药物剂量、使用方法保持不变。维持期治疗：维持治疗时间的研究尚不充分，一般倾向至少 2～3 年，多次复发（3 次或以上）以及有明显残留症状者主张长期维持治疗。持续、规范的治疗可以有效地降低抑郁症的复燃/复发率。维持治疗结束后，病情稳定，可缓慢减药直至终止治疗，一旦发现有复发的早期征象，应迅速恢复原治疗。

1. 急性期治疗　目标是临床治愈，以最大限度减少病残率，自杀率和复燃复发风险。急性期优化治疗策略首要步骤是对症状的评估，包括评估症状严重程度和进展，以及既往药物和其他治疗方式及疗效的全面回顾。在此基础上采取多元化的治疗方式，包括：药物治疗、非药物的心理治疗和物理治疗（如 MECT）、补充或替代药物治疗等。影响治疗方式选择的因素很多，如：临床症状特点；伴随病症和目前与既往用药情况；患者的意愿和治疗费用；患者的治疗依从性等。治疗实施过程中对疗效的充分评价是非常重要的一步，因为即使存在轻度的残留症状也会明显损害社会心理功能，残留症状比抑郁复发史更能预测抑郁的复发，对部分有效的患者，不能过早地结束急性期治疗。治疗中监测的项目包括：①症状严重程度，是否有残留症状，包括社会功能及生活质量；②对自己或他人的“危险”程度；③转躁的线索；④其他精神障碍，包括酒依赖或其他物质依赖；⑤躯体状况；⑥对治疗的反应；⑦治疗的副作用；⑧治疗的依从性。

对于急性期治疗手段的选择上，可选择药物治疗、心理治疗、物理治疗等治疗方法，单一或联合应用。但无论选择哪种治疗手段，均要在建立良好的治疗联盟的基础上进行。治疗联盟本身即基本治疗措施之一，治疗联盟的建立包括对患者及家属进行疾病相关知识的宣教，使其对病情及疾病严重性有足够的认识。告知患者治疗目标、适用的治疗方案、起效时间、可能的副作用及对策等，争取患者及家属的主动配合，遵医嘱按时按量用药、按时复诊。

（1）药物治疗：急性期药物治疗首选 SSRI、SNRI、NaSSA、NDRI 及新型抗抑郁药物阿戈美拉丁等。

用药时尽量单一用药，从小剂量开始，根据病情需要和患者耐受情况，逐步递增剂量至足量和足够长的疗程（至少 6 周）。药物治疗一般 2～4 周开始起效，如果使用某种药物治疗 4～6 周无效，可改用同类其他药物或作用机制不同的另一药物。急性期药物治疗的疗程一般为 6～8 周。在一种 SSRI 治疗无效后，可换药或加用增效剂。而换药无效时，可考虑联合使用 2 种作用机制不同的抗抑郁药，一般不主张联用 2 种以上抗抑郁药物。

此外，有研究提示，抗抑郁药物的起效速度也十分重要，2 周末获得改善是后来获得持续疗效的敏感预测因子。因此，前 2 周的药物疗效监测十分必要。

（2）心理治疗：在急性期治疗中，心理治疗适用于轻度到中度抑郁症和特殊患者（如孕产妇、药物不耐受者等）。但需要注意，如果使用心理治疗，则必须整合到抑郁症患者的整体治疗方案之中。心理治疗也存在医患两方面因素对疗效的影响，包括：治疗师的资质、技能与受训经历等，以及患者的病情严重程度、病程、对心理治疗的态度和观念、早年生活经历（如创伤）等。简而言之，心理治疗对于有心理社会应激和心理因素的抑郁症患者是有效的。

在抑郁症急性期心理治疗相关研究提示，认知行为治疗（CBT）、人际心理治疗（IPT）和行为心理治疗（如行为激活等）对轻到中度抑郁症的疗效与抗抑郁药疗效相仿，且可改善患者的社交技能及其与抑郁相关的功能损害。但对严重的或内源性抑郁往往需与药物治疗合用。CBT 和 IPT 在抑郁症急性期治疗的疗程一般推荐 12～16 周（平均 1 次/周，治疗初期可 2 次/周，以利于早期减轻抑郁症状），因为有研究提示，为期 16 周的 CBT 疗效较为期 8 周更有效。

需要注意的是，心理治疗本身亦有“副作用”，如心理治疗工作本身也会让患者产生焦虑或其他强烈的体验或反应，部分患者难以应对与处理。此外，治疗需要充裕的时间和足够的耐心，以及较高的费用等，这些对部分患者而言是难以承受的。一般而言，如果急性期治疗 4～8 周患者症状无明显改善（症状改善率＜20%），治疗医师应该重新评估病情、根据不同心理治疗方法的特点考虑调整心理治疗的频度或不同的治疗方法与方案（包括药物治疗和其他物理治疗等）。

（3）物理治疗：在抑郁症的急性期治疗中，可根据病情需要选择物理治疗。对于所有重症抑郁症伴精神病性表现或紧张症状群，以及伴自杀或拒食的患者，应该考虑使用 MECT 治疗。MECT 还可以是极重度抑郁症、伴禁忌使用抗抑郁药的躯体疾病、既往 MECT 治疗效果良好以及偏好选择 MECT 治疗患者。亦有研究证明，rTMS 也有改善抑郁情绪的作用，但急性期选择 rTMS 的证据尚不充分。

2. 巩固期治疗　在巩固治疗期，患者仍有较大复燃（relapse）风险，要注意监测及评估患者以防复燃。评估内容包括患者的症状、治疗副作用、依从性和功能状况，可通过临床医生使用他评量表及患者自评量表以获得这些信息。

巩固期治疗的目的是预防复燃，在症状缓解后的4～9个月中，复燃是很常见的，在坚持治疗的患者中，仍然有20%的复燃率，而停止治疗的（药物治疗及电抽搐治疗）患者，复燃率高达85%。为了降低复发风险，对于首次发作并已经在急性期使用抗抑郁药治愈的患者，在患者症状获得良好控制时强烈推荐继续巩固治疗4～9个月，原则上应继续使用急性期治疗有效的药物，治疗剂量不变。

在急性期药物治疗有效的患者，应该继续使用药物治疗。那些使用药物和心理治疗进行维持治疗无效的患者建议继续给予电抽搐治疗。此外，为了防止巩固期抑郁症的复燃，推荐使用心理治疗，如认知行为疗法。

指导患者及家属来识别抑郁复燃的特殊症状对预防很有帮助，这些症状出现于他们抑郁再发作初期（比如，对以前感兴趣的事情不感兴趣了）。此外，在这一阶段，有任何残留症状、症状恶化或再现，社会功能下降等迹象，也提示患者可能复燃。如果复燃发生，要求必须返回急性期的治疗过程，第一步常常是增加药物治疗剂量或是MECT治疗。对于进行心理治疗的患者，增加治疗频度或者转为心理合并药物治疗。同时有必要找出复发的诱因，如新的应激性事件、物质滥用、与抑郁相关的躯体疾病变化等。治疗依从性不佳也可能导致复燃，需要对患者进行血药浓度监测来明确，血药浓度还可能受药物相互作用及吸烟的影响。

3. 维持期治疗　为了降低抑郁症的复发风险，在巩固期疗程结束后，应该进入维持期的治疗。既往有3次及3次以上抑郁发作或者慢性抑郁障碍的患者，如果存在复发风险的附加因素（如存在残留症状、早年起病、有持续的心理社会应激、有心境障碍家族史）则需维持治疗。此外，还应当考虑患者对治疗的选择、治疗方法、在巩固期存在的副作用、复发的可能性、既往抑郁发作的频率和严重程度（包括精神病性症状和自杀风险等）、缓解后抑郁症状残留和存在共病等因素。这些因素对决定是否继续维持期治疗也有影响。对于一些患者，特别是有慢性和复发性抑郁症，或者存在共病或伴其他精神障碍的患者，维持期治疗是必须的。

维持期的治疗推荐继续使用在急性期及巩固期有效的抗抑郁药，在维持期应当继续使用足剂量的治疗。尽管维持期的心理治疗疗效的相关研究很少，但一些研究仍然显示维持期的心理治疗是有效的。药物治疗合并心理治疗（比如CBT、IPT）在维持期的研究也有报道，一些结果显示，维持期二者合并使用能够比单一使用更有效地预防复发。

对于使用药物治疗和/或心理治疗的患者，应当根据其情况及治疗方法来制定适当的随访期。对于稳定期的患者，为了解其精神症状并对药物治疗进行监测，随访期限可以长达几个月，而对于进行心理动力学治疗的患者，其随访期限可以短至一周两次。对于 CBT 及 IPT 治疗的患者，维持期治疗频率可以减少（比如一月一次）。

如果在急性期和巩固期治疗时应用过心理治疗，维持治疗可以考虑使用，但需减少频率。如果在急性期和巩固期药物治疗无效，但是电抽搐治疗有效，维持期可以继续考虑使用电抽搐治疗。

由于有复发的风险，在维持期应当定期的、系统的对患者进行评估。使用标准化测量量表有助于早期发现复发症状。

有关维持治疗的时间意见不一。WHO 推荐仅发作一次（单次发作），症状轻，间歇期长（≥5 年）者，一般可不维持治疗。维持的时间尚未有充分研究，一般至少 2～3 年，多次复发者主张长期维持治疗。有资料表明以急性期治疗剂量作为维持治疗的剂量，能更有效防止复发。

4. 停止治疗　当准备停药时需要评估以下指标：复发的可能性、既往发病的次数和严重性、康复后抑郁残留症状、共病情况以及患者的选择。当停止药物治疗时，需要在几周内逐步减药，使撤药反应的可能性降到最低，应当建议患者不要突然停药，尤其是帕罗西汀和文拉法辛。在旅行或外出时随身携带药物。当减量或停用抗抑郁药物时，缓慢减量或是改为长半衰期的抗抑郁药可能会降低撤药综合征的风险。撤药反应包括对情绪、精力、睡眠及食欲的影响，可能被误认为是复发的征兆。撤药反应较常出现在药物半衰期短的药物中。医生应当告之患者这类反应短期会消失，缓慢减量可以避免撤药反应的发生。

停止治疗之前，应告知患者存在抑郁症状复发的潜在危险，并应确定复发后寻求治疗的计划。复发概率最高的时间是在结束治疗后的 2 个月内。停药后，仍应对患者进行数月的监督随访，应当向患者及其家属告知抑郁障碍复发的早期征兆。若症状复发，患者应该再次接受一个完整疗程的急性期治疗。对于接受心理治疗的患者，虽然不同心理治疗的方法有不同的具体过程，但应在结束治疗之前，告知患者下一步要停止治疗。

第四章　抑郁障碍临床路径

抑郁障碍临床路径是以循证医学证据和诊疗指南为指导，是各种抑郁障碍标准化的诊疗模式及方案，起到规范医疗行为，减少诊疗变异，降低医疗成本，提高医疗质量的作用。抑郁障碍临床路径包括首发抑郁障碍临床路径、复发抑郁障碍临床路径、疑难危重抑郁障碍临床路径以及伴躯体疾病抑郁障碍临床路径。

第一节　抑郁障碍临床路径标准住院流程

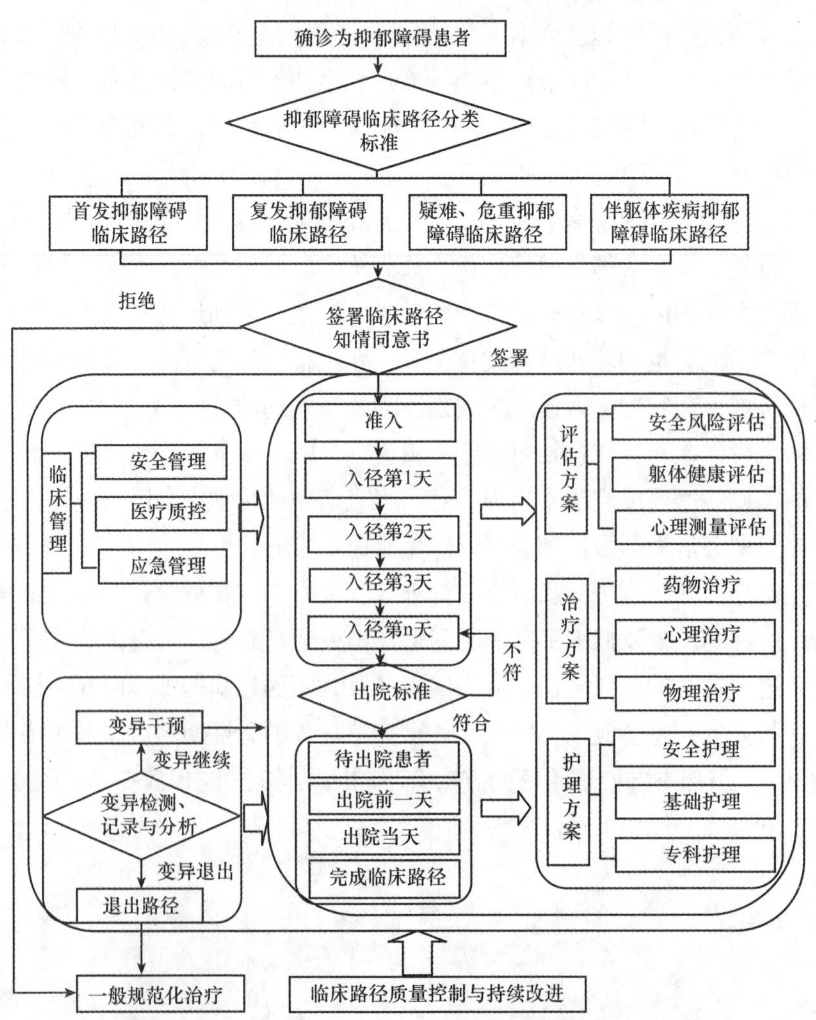

第二节　抑郁障碍临床路径文本

一、首发抑郁障碍临床路径

（一）入径标准

1. 适合对象

（1）第一诊断为：F32.0 轻度抑郁发作；F32.1 中度抑郁发作；F32.2 重度抑郁发作，不伴精神病性症状；F32.8 其他抑郁发作；F32.9 抑郁发作，未特定。

（2）排除标准：①系统规范药物治疗 4～6 周未达临床缓解（与基线相比症状评估减分率≤30%）；②伴兴奋躁动、冲动攻击及外走行为，或有潜在攻击冲动、外走风险且不能配合治疗的患者；③有自伤自杀行为（近 1 个月内），或强烈的自杀观念（自杀观念单项评分≥2）且不能配合治疗的患者。

（3）不伴躯体疾病，或伴有在住院期间不需要特殊处理也不影响第一诊断临床路径流程实施的其他躯体疾病。

2. 诊断依据　符合《国际精神与行为障碍分类第 10 版》（ICD-10：世界卫生组织委托中华人民共和国卫生部编著，人民卫生出版社出版）有关抑郁障碍（ICD-10：F32）的诊断标准。

（二）评估方案

1. 入径第 1 天

（1）安全风险评估

- 自杀风险评估
- 攻击风险评估
- 外走风险评估

注：如患者存在严重的自杀、攻击风险，需加评哥伦比亚自杀严重程度评定量表（C-SSRS）及 Barratt 冲动量表。

（2）躯体健康评估

1）必查项目

A. 实验室检查：血细胞分析、尿液检查、粪便常规；血生化（肝功、肾功、血脂、电解质、血糖）；内分泌检查（甲状腺功能系列、性激素系列）；感染性疾病筛查（甲、乙、丙、戊型肝炎，梅毒，HIV）；凝血系列、心肌酶、肌钙蛋白。

B. 电生理检查：心电图，脑电图/脑电地形图，事件相关电位。

C 影像检查：胸部正位片，头颅 CT 或头颅核磁。

2）其他可选项目：根据患者具体躯体疾病情况或相关科室会诊后选择相应的检查；其他检查还包括脑超、多导睡眠监测、眼球轨迹运动跟踪实验、腹部 B 超、贫血系列、血药浓度、抗“O”、抗核抗体等。

（3）心理测量评估

1）必查项目

- 症状评估：汉密尔顿抑郁量表（HAMD）\汉密尔顿焦虑量表（HAMA）\Young 躁狂评定量表（YMRS）\简明精神病评定量表（BPRS）
- 社会功能评估：社会功能缺陷筛选量表（SDSS）\生活质量量表（SF-12）
- 药物副作用评估：治疗时出现的症状量表（TESS）
- 社会心理因素评估：生活事件量表（LES）\社会支持评定量表（SSRS）\防御方式问卷（DSQ）\艾森克人格问卷（EPQ）

2）其他可选项目

- 症状评估：蒙哥马利抑郁量表（MADRS）\ Zung 抑郁自评量表（SDS）\ Zung 焦虑自评量表（SAS）\ 老年抑郁量表（GDS）\爱丁堡产后抑郁量表（EPDS）
- 社会功能评估：日常生活能力量表（ADL）\功能缺陷评定量表（WHO DAS-II）\个人和社会功能量表（PSP）
- 社会心理因素评估：儿童期创伤问卷（CTQ）\家庭环境量表（FES）\婚姻关系类型问卷\自尊量表（SES）
- 药物副作用评估：UKU 副作用量表（UKU）\亚利桑那性体验量表（ASEX）
- 躯体症状：疲劳严重程度量表\匹兹堡睡眠质量指数表\ Epworth 嗜睡量表
- 认知测量：RBANS 测查表\ Stroop 测查表\威斯康星卡片分类测验表（WCST）\韦氏记忆量表\蒙特利尔认知评估量表（MOCA）\简易智力状态检查量表（MMSE）
- 人格测量：明尼苏达多相个性调查表（MMPI-2）\ 卡特尔 16 种人格因素问卷（16-PF）
- 依从性：药物依从性评定量表（MARS）

2. 入径第 2 天

（1）安全风险评估

- 自杀风险评估

- 攻击风险评估
- 外走风险评估

注：如患者存在严重的自杀、攻击风险，需加评哥伦比亚自杀严重程度评定量表（C-SSRS）及Barratt冲动量表。

（2）动态临床评估：包括查房对病情评估及根据躯体检查结果对躯体健康的评估，必要时请相关科室会诊。

3. 入径第3天

（1）安全风险评估

- 自杀风险评估
- 攻击风险评估
- 外走风险评估

注：如患者存在严重的自杀、攻击风险，需加评哥伦比亚自杀严重程度评定量表（C-SSRS）及Barratt冲动量表。

（2）动态临床评估：包括查房对病情评估及根据躯体检查结果对躯体健康的评估，必要时请相关科室会诊。

4. 入径第1～n周末

（1）安全风险评估

- 自杀风险评估
- 攻击风险评估
- 外走风险评估

注：如患者存在严重的自杀、攻击风险，需加评哥伦比亚自杀严重程度评定量表（C-SSRS）及Barratt冲动量表。

（2）躯体健康评估

1）必复查项目

实验室检查：血细胞分析、尿液检查、血生化（肝功、肾功、血脂、电解质、血糖）、内分泌检查（泌乳素）。

电生理检查：心电图。

2）可选项目：根据患者前期检查结果复查异常项目，如伴随躯体疾病情况请相关科室会诊后选择相应检查。

（3）心理测量评估

1）必选项目

● 症状评估：汉密尔顿抑郁量表（HAMD）\汉密尔顿焦虑量表（HAMA）\Young 躁狂评定量表（YMRS）\简明精神病评定量表（BPRS）

● 药物副作用评估：治疗时出现的症状量表（TESS）

2）可选项目：根据患者具体情况选择相应其他心理评估

● 症状评估：蒙哥马利抑郁量表（MADRS）\Zung 抑郁自评量表（SDS）\Zung 焦虑自评量表（SAS）\ 老年抑郁量表（GDS）\爱丁堡产后抑郁量表（EPDS）

● 药物副作用评估：UKU 副作用量表（UKU）\亚利桑那性体验量表（ASEX）

● 依从性：药物依从性评定量表（MARS）

5. 出院前一天（距上次评估 3 天以上）

（1）安全风险评估

● 自杀风险评估

● 攻击风险评估

● 外走风险评估

注：如患者存在严重的自杀、攻击风险，需加评哥伦比亚自杀严重程度评定量表（C-SSRS）及 Barratt 冲动量表。

（2）躯体健康评估：根据患者前期检查结果复查异常项目，如伴随躯体疾病情况请相关科室会诊后选择相应检查。

（3）心理测量评估

1）必选项目

● 症状评估：汉密尔顿抑郁量表（HAMD）\汉密尔顿焦虑量表（HAMA）\Young 躁狂评定量表（YMRS）\简明精神病评定量表（BPRS）

● 药物副作用评估：治疗时出现的症状量表（TESS）

● 社会功能评估：社会功能缺陷筛选量表（SDSS）\生活质量量表（SF-12）

2）可选项目：根据患者具体情况选择相应其他心理评估量表。

● 症状评估：蒙哥马利抑郁量表（MADRS）\Zung 抑郁自评量表（SDS）\Zung 焦虑自评量表（SAS）\ 老年抑郁量表（GDS）\爱丁堡产后抑郁量表（EPDS）

● 社会功能评估：日常生活能力量表（ADL）\功能缺陷评定量表（WHO DAS-II）\个人和社会功能量表（PSP）

● 药物副作用评估：UKU 副作用量表（UKU）\亚利桑那性体验量表（ASEX）

● 依从性：药物依从性评定量表（MARS）

（三）治疗方案

根据国内外抑郁障碍防治指南(《美国精神病学会（APA）抑郁障碍防治指南》（2010年第三版）、《抑郁障碍防治指南》（第二版）)，结合国内外抑郁障碍诊疗规范、循证医学证据以及临床实践等，制订综合、个体化的治疗方案。

1. 入径0～3天　治疗手段主要包括以下四个方面。

（1）药物治疗：药物治疗包括抗抑郁药物、改善脑功能药物及其他辅助药物等以下几个方面。

1）抗抑郁药物

A级推荐药物

- 选择性5-羟色胺再摄取抑制剂（SSRI）：西酞普兰、艾司西酞普兰、帕罗西汀、舍曲林、氟西汀、氟伏沙明等；
- 选择性5-羟色胺和去甲肾上腺素再摄取抑制剂（SNRI）：文拉法辛、度洛西汀、米那普仑等；
- 去甲肾上腺素和特异性5-羟色胺能抗抑郁剂（NaSSA）：米氮平等；
- 去甲肾上腺素和多巴胺再摄取抑制剂（NDRI）：安非他酮；
- 褪黑素MT_1/MT_2受体激动剂和5-HT_{2C}受体拮抗剂：阿戈美拉汀；
- 选择性5-羟色胺再摄取激活剂（SSRA）。

B级推荐药物

- 5-羟色胺平衡抗抑郁剂（SMA）：曲唑酮；
- 选择性去甲肾上腺素再摄取抑制剂（NRI）：瑞波西汀；
- 三环类、四环类抗抑郁药。

中药：疏肝解郁、圣约翰草提取物、巴戟天寡糖胶囊。

其他：黛力新。

2）抗抑郁药物剂量调整方案

- 常规药物剂量调整：选择药物推荐的平均起始剂量为首次给药剂量，一周之内增至推荐的平均有效治疗剂量；可视患者的耐受情况及疗效增至最大治疗剂量；
- 特殊人群及敏感体质药物剂量调整原则：选择药物推荐的最低起始剂量作为首次给药剂量，根据患者年龄及躯体耐受情况，决定加药时间及剂量。

3）改善脑功能药物的选择

- 使用原则：根据患者认知功能损害、体征、实验室及影像学检查结果等选择相应的改善脑功能药物治疗；可根据患者配合情况选择静脉滴注或口服治疗。

- 常用药物：
  - 改善脑循环为主的药物；
  - 保护、营养及修复脑神经药物：脑蛋白水解物；
  - 改善自主神经功能、免疫调节药物：薄芝糖肽。

4）其他辅助药物

- 伴焦虑症状、睡眠问题的患者，可酌情加用 5-HT_{1A}受体激动剂、苯二氮䓬类或其他镇静催眠药物（此类药物应在患者睡眠和焦虑等症状缓解后逐渐停用）；
- 中药：根据患者伴发症状可酌情配合使用镇静安神等中药；
- 其他药物：伴有肝损伤患者可合并使用保肝药物治疗等。

（2）心理治疗

- 支持性心理治疗：适用于伴各类心理问题的抑郁患者。每次 40～80 分钟，一般每周 3～5 次；
- 认知行为治疗：适用于伴各类心理问题的抑郁患者，用于修正患者对自己和环境的不合理观念、扭曲的态度，防止抑郁症状及认知功能损害的进一步加重。每次 40～80 分钟，一般每周 3～5 次；
- 人际关系心理治疗：适用于患者当前生活的变动引起的人际交往功能下降，包括：丧失，社会角色冲突和角色转换，社会隔离，社交技能缺乏等。每次 40～80 分钟，一般每周 1～2 次；
- 婚姻或家庭治疗：适用于存在家庭或婚姻问题的患者，可改善患者的夫妻关系和家庭关系，增强患者的社会支持、减少不良家庭环境对疾病康复的影响。每次 40～80 分钟，一般每周 1～2 次；
- 动力心理治疗：适用于存在特定的心理冲突，如罪感、耻感、人际关系、焦虑的管理、压抑或不能接受的冲动，以及儿童和养育者之间的情感交流的不足而造成儿童心理发育缺陷，进而产生自尊、情绪自我调节方面的问题。每次 40～80 分钟，一般每周 1～2 次；
- 团体/小组心理治疗：适用于存在人际关系问题、社交问题等心理问题并具有一定期望、心理成熟度和共同目标的患者，主要处理患者的人际问题，提高他们的人际沟通能力，缓解焦虑状态。每次 40～80 分钟，一般每周 3～5 次；
- 心理危机干预：对突发的社会心理应激导致患者情绪突发变化，可能带来潜在的安全风险，要进行紧急心理危机干预。

（3）物理治疗：首选重复经颅磁刺激治疗；脑电生物反馈治疗、脑反射治疗、脑电治疗、智能电针治疗、迷走神经刺激疗法等。

（4）康复治疗：①工娱治疗、特殊工娱治疗、松弛治疗、音乐治疗、漂浮治疗、感觉统合治疗；②有氧训练、文体训练、引导式教育训练、作业疗法、听力整合及语言训练、经络氧疗法等。

2. 个体化治疗方案的制定 遵循个体化的原则，根据患者起病形式、临床症状的特征、目前用药情况（品种、疗效、不良反应等）、家族史、人格特征、年龄、躯体状况，以及患者的耐受性及经济承受能力，结合抗抑郁药物的受体药理学、药代动力学和药效学特征及药物的安全性、耐受性、经济性和简易性制定抗抑郁药物治疗方案。

（1）基于症状的药物治疗方案：包括核心症状、伴随症状、焦虑、激越、躯体化症状、睡眠问题等药物选择。

- 以负性情感增加为主：可首选 SSRI、SNRI 类抗抑郁药。
- 以正性情感降低为主：可首选 SNRI、NDRI、NRI 类抗抑郁药。
- 伴有精神运动性迟滞：可首选具有激活作用的药，SSRI 中氟西汀、舍曲林等。
- 伴有严重焦虑、激越：可首选具有镇静作用的药物，SSRI 中帕罗西汀、氟伏沙明，SNRI 中文拉法辛、度洛西汀，NaSSA 中的米氮平等。
- 伴有强迫症状：可首选具有抗强迫作用的药物，SSRI 中氟西汀、舍曲林、帕罗西汀、氟伏沙明等。
- 伴有明显躯体不适、疼痛等躯体化症状：可选用具有改善躯体化症状的药物，SNRI 中文拉法辛、度洛西汀等。
- 伴有严重睡眠障碍：可选用具有调节睡眠作用的抗抑郁剂阿戈美拉汀、米氮平等。

（2）基于目前用药疗效的药物治疗方案

- 有效：用药 2～4 周达临床缓解（与基线相比症状评估减分率≥30%）原药治疗。
- 无效：用药 2～4 周未达临床缓解（与基线相比症状评估减分率＜30%）。

未达最大治疗剂量：加量到最大有效治疗剂量；已达最大治疗剂量：换用另一种作用机制相同或作用机制不同的抗抑郁药物，同时按照基于症状的药物治疗方案选择换药种类。

（3）基于有无家族史的药物治疗方案

- 抑郁障碍家族史：可首选先证者肯定治疗效果的抗抑郁药物治疗。

● 双相障碍家族史：可联合情感稳定剂治疗。

● 精神分裂症家族史：可联合抗精神病药治疗。

● 自杀家族史：可联合有预防自杀的情感稳定剂锂盐治疗。

（4）基于人格特征的药物治疗方案：存在特殊偏执人格、情感不稳定性人格特征，可联合情感稳定剂或小剂量抗精神病药治疗。

（5）基于特殊人群的药物治疗方案

● 过敏体质：避免选用易引起过敏的药物，且小剂量开始，加药也需谨慎，应缓慢加药。

● 老年：首选 SSRI 类药物；SNRI 类药物亦可，但需检测血压。NaSSA 类的米氮平可用于伴失眠的老年抑郁障碍患者。阿戈美拉汀亦可使用，但 TCAs 类药物应慎用。

● 儿童：心理治疗是推荐方案，CBT、IPT、支持行心理治疗、家庭治疗等，6～12 周心理治疗后无明显缓解应合并抗抑郁药物。药物治疗首选舍曲林，其他 SSRIs 类药物亦可，但氟西汀及西酞普兰较为安全。12 岁以上患者其他治疗无效可用 MECT 治疗。

● 孕期及产后妇女：CBT 和 IPT 治疗。

3. 住院期治疗方案的执行

（1）药物治疗

1）常规治疗：按照入院治疗方案，1 周末调整药物剂量到平均有效治疗剂量，2 周末调整剂量到最大有效治疗剂量。

2）换用治疗：执行换药治疗方案。

（2）心理治疗

1）个体、家庭心理治疗：每周 1～2 次；

2）团体心理治疗：每周 3～5 次；

3）放松训练：工作日每天 1 次。

（3）物理治疗：按物理治疗疗程执行。

（4）康复治疗：工作日每天 1 次。

4. 出院前一天、出院当天治疗方案的确定

（1）出院前一天治疗方案

1）药物治疗：维持药物治疗剂量。

2）心理治疗：出院家庭心理治疗，安排出院医嘱，提高出院治疗依从性。

3）物理治疗：视可继续住院期间物理治疗。

（2）出院当天治疗方案

1）药物治疗：执行出院时治疗剂量。

2）心理治疗：预约心理治疗，每周1次。

3）物理治疗：预约物理治疗。

（3）入门诊急性期诊疗流程，执行出院门诊急性期治疗方案。

（四）出院标准

根据既往首发抑郁障碍临床路径实施情况分析及目前首发抑郁障碍循证医学证据得出。

1. 安全风险评估　自杀风险评估、攻击风险评估、外走风险评估患者无明显自杀、攻击、外走风险。

2. 疗效标准　患者病情稳定，明显好转（与基线相比症状评估减分率≥50%）。

3. 药物副作用　药物不良反应评估，无药物不良反应或是存在常见可耐受药物不良反应。

4. 自知力　患者自知力完整或是恢复中，能院外继续坚持服药治疗。

5. 社会功能　患者社会功能完整，或是轻度受损。

（五）标准住院日

（根据既往首发抑郁障碍临床路径实施情况分析及目前首发抑郁障碍循证医学证据得出）

标准住院日 ≤28天。

（六）参考费用标准

（根据既往首发抑郁障碍临床路径实施情况分析及目前首发抑郁障碍循证医学证据得出）

12 000～20 000元。

（七）变异监测、记录与分析

在临床路径实施过程中如果出现不符合路径的情况，但其发生有一定合理性，可以缩短住院天数，使患者在路径规定的时间内提前完成路径，或是可以减少住院费用，属于临床路径正变异，实施中需要另作记录，作为改进参考。以下是需要进一步分析、改进的负变异。

1. 患者和家属因素

（1）患者住院期间发现其他躯体疾病，需增加检查或治疗费用，但不需要改变原治疗方案。

（2）患者或家属无理由拒绝执行路径中规定的相关检查、检验或治疗项目，但不需要改变原治疗方案。

（3）患者或家属要求推迟出院，导致住院时间延长或增加住院费用。

（4）患者因敏感体质致使加药缓慢或换药，导致住院时间延长或增加住院费用。

（5）患者因疗效差换药，导致住院时间延长或增加住院费用。

（6）患者患者因敏感体质换药，导致住院时间延长或增加住院费用。

（7）患者检查中出现有临床意义的异常检查结果，需要复查或明确异常原因，但不需要改变原治疗方案，导致住院时间延长或增加住院费用。

（8）其他。

2. 医务人员因素

（1）因医护原因出现治疗延迟。

（2）因医护原因执行医嘱延迟。

（3）因医护原因会诊延迟。

（4）其他。

3. 系统因素

（1）因系统因素导致检查（验）延迟。

（2）因系统因素导致检查（验）报告延迟。

（3）周末及节假日不能检查。

（4）周末及节假日特殊治疗。

（5）设备故障。

（6）其他。

（八）出径

1. 患者出现了严重的并发症，需要改变原治疗方案。
2. 患者要求出院、转院或改变治疗方式。
3. 患者症状或病情发生变化需要更改诊断。
4. 因诊断有误而需要更改诊断。
5. 患者住院日延长超过 7 天。

6. 其他因素。

二、复发抑郁障碍临床路径

（一）入径标准

1. 适合对象

（1）第一诊断为：F33.0 复发性抑郁障碍，目前为轻度发作；F33.1 复发性抑郁障碍，目前为中度发作；F33.2 复发性抑郁障碍，目前为不伴精神病性症状的重度发作；F33.4 复发性抑郁障碍，目前为缓解状态；F33.8 其他复发性抑郁障碍；F33.9 复发性抑郁障碍，未特定。

（2）排除标准：①系统规范药物治疗 4～6 周未达临床缓解（与基线相比症状评估减分率≤30%）；②伴兴奋躁动、冲动攻击及外走行为，或有潜在攻击冲动、外走风险且不能配合治疗的患者；③有自伤自杀行为（近 1 个月内），或强烈的自杀观念（自杀观念单项评分≥2）且不能配合治疗的患者。

（3）不伴躯体疾病，或伴有在住院期间不需要特殊处理也不影响第一诊断临床路径流程实施的其他躯体疾病。

2. 诊断依据　符合《国际精神与行为障碍分类第 10 版》（ICD-10：世界卫生组织委托中华人民共和国卫生部编著，人民卫生出版社）有关复发性抑郁障碍（F33.0、F33.1、F33.2、F33.4、F33.8、F33.9）的诊断标准。

（二）评估方案

1. 入径第 1 天

（1）安全风险评估

- 自杀风险评估
- 攻击风险评估
- 外走风险评估

注：如患者存在严重的自杀、攻击风险，需加评哥伦比亚自杀严重程度评定量表（C-SSRS）及 Barratt 冲动量表。

（2）躯体健康评估

1）必查项目

- 实验室检查：血细胞分析、尿液检查、粪便常规；血生化（肝功、肾功、血脂、电解质、血糖）；内分泌检查（甲状腺功能系列、性激素系列）；感染性疾病筛查（甲、乙、丙、戊型肝炎，梅毒，HIV）；凝血系列、心肌酶、肌钙蛋白。

- 电生理检查：心电图，脑电图/脑电地形图，事件相关电位。
- 影像检查：胸部正位片，头颅 CT 或头颅核磁。

2）其他可选项目：根据患者具体躯体疾病情况或相关科室会诊后选择相应的检查；其他检查还包括脑超、多导睡眠监测、眼球轨迹运动跟踪实验、腹部 B 超、贫血系列、血药浓度、抗“O”、抗核抗体等。

（3）心理测量评估

1）必查项目

- 症状评估：汉密尔顿抑郁量表（HAMD）\汉密尔顿焦虑量表（HAMA）\Young 躁狂评定量表（YMRS）\简明精神病评定量表（BPRS）
- 社会功能评估：社会功能缺陷筛选量表（SDSS）\生活质量量表（SF-12）
- 药物副作用评估：治疗时出现的症状量表（TESS）
- 社会心理因素评估：生活事件量表（LES）\社会支持评定量表（SSRS）\防御方式问卷（DSQ）

2）其他可选项目

- 症状评估：蒙哥马利抑郁量表（MADRS）\Zung 抑郁自评量表（SDS）\Zung 焦虑自评量表（SAS）\ 老年抑郁量表（GDS）\爱丁堡产后抑郁量表（EPDS）
- 社会功能评估：日常生活能力量表（ADL）\功能缺陷评定量表（WHO DAS-Ⅱ）\个人和社会功能量表（PSP）
- 社会心理因素评估：儿童期创伤问卷（CTQ）\家庭环境量表（FES）\婚姻关系类型问卷\自尊量表（SES）
- 药物副作用评估：UKU 副作用量表（UKU）\亚利桑那性体验量表（ASEX）
- 躯体症状：疲劳严重程度量表\匹兹堡睡眠质量指数表\ Epworth 嗜睡量表
- 认知测量：RBANS 测查表\ Stroop 测查表\威斯康星卡片分类测验表（WCST）\韦氏记忆量表\蒙特利尔认知评估量表（MDCA）\简易智力状态检查量表（MMSE）
- 人格测量：明尼苏达多相个性调查表（MMPI-2）\艾森克人格问卷（EPQ）\卡特尔 16 种人格因素问卷（16-PF）
- 依从性：药物依从性评定量表（MARS）

2. 入径第 2 天

（1）安全风险评估

- 自杀风险评估
- 攻击风险评估
- 外走风险评估

注：如患者存在严重的自杀、攻击风险，需加评哥伦比亚自杀严重程度评定量表（C-SSRS）及 Barratt 冲动量表。

（2）动态临床评估：包括查房对病情评估及根据躯体检查结果对躯体健康的评估，必要时请相关科室会诊。

3. 入径第 3 天

（1）安全风险评估

- 自杀风险评估
- 攻击风险评估
- 外走风险评估

注：如患者存在严重的自杀、攻击风险，需加评哥伦比亚自杀严重程度评定量表（C-SSRS）及 Barratt 冲动量表。

（2）动态临床评估：包括查房对病情评估及根据躯体检查结果对躯体健康的评估，必要时请相关科室会诊。

4. 入径第 1～n 周末

（1）安全风险评估

- 自杀风险评估
- 攻击风险评估
- 外走风险评估

注：如患者存在严重的自杀、攻击风险，需加评哥伦比亚自杀严重程度评定量表（C-SSRS）及 Barratt 冲动量表。

（2）躯体健康评估

1）必复查项目

实验室检查：血细胞分析、尿液检查、血生化（肝功、肾功、血脂、电解质、血糖）、内分泌检查（泌乳素）。

电生理检查：心电图。

2）可选项目：根据患者具前期检查结果复查异常项目，如伴随体躯体疾病情况请相关科室会诊后选择相应检查。

（3）心理测量评估

1）必选项目

● 症状评估：汉密尔顿抑郁量表（HAMD）\汉密尔顿焦虑量表（HAMA）\Young 躁狂评定量表（YMRS）\简明精神病评定量表（BPRS）

● 药物副作用评估：治疗时出现的症状量表（TESS）

2）可选项目：根据患者具体情况选择相应其他心理评估

● 症状评估：蒙哥马利抑郁量表（MADRS）\ Zung 抑郁自评量表（SDS）\ Zung 焦虑自评量表（SAS）\ 老年抑郁量表（GDS）\爱丁堡产后抑郁量表（EPDS）

● 药物副作用评估：UKU 副作用量表（UKU）\亚利桑那性体验量表（ASEX）

● 依从性：药物依从性评定量表（MARS）

5. 出院前一天（距上次评估 3 天以上）

（1）安全风险评估

● 自杀风险评估

● 攻击风险评估

● 外走风险评估

注：如患者存在严重的自杀、攻击风险，需加评哥伦比亚自杀严重程度评定量表（C-SSRS）及 Barratt 冲动量表。

（2）躯体健康评估：根据患者前期检查结果复查异常项目，如伴随躯体疾病情况请相关科室会诊后选择相应检查。

（3）心理测量评估

1）必选项目

● 症状评估：汉密尔顿抑郁量表（HAMD）\汉密尔顿焦虑量表（HAMA）\Young 躁狂评定量表（YMRS）\简明精神病评定量表（BPRS）

● 药物副作用评估：治疗时出现的症状量表（TESS）

● 社会功能评估：社会功能缺陷筛选量表（SDSS）\生活质量量表（SF-12）

2）可选项目：根据患者具体情况选择相应其他心理评估量表。

● 症状评估：蒙哥马利抑郁量表（MADRS）\ Zung 抑郁自评量表（SDS）\ Zung 焦虑自评量表（SAS）\ 老年抑郁量表（GDS）\爱丁堡产后抑郁量表（EPDS）

● 社会功能评估：日常生活能力量表（ADL）\功能缺陷评定量表（WHO DAS-Ⅱ）\个人和社会功能量表（PSP）

● 药物副作用评估：UKU 副作用量表（UKU）\亚利桑那性体验量表（ASEX）

● 依从性：药物依从性评定量表（MARS）

（三）治疗方案

根据国内外抑郁障碍防治指南(《美国精神病学会（APA）抑郁障碍防治指南（2010 年第三版）》、《抑郁障碍防治指南（第二版）》)，结合国内外抑郁障碍诊疗规范、循证医学证据以及临床实践等，制订综合、个体化的治疗方案。

1. 入径 0～3 天　治疗手段主要包括以下四个方面。

（1）药物治疗：药物治疗包括抗抑郁药物、改善脑功能药物及其他辅助药物等以下几个方面：

1）抗抑郁药物

A 级推荐药物

- 选择性 5-羟色胺再摄取抑制剂（SSRI）：西酞普兰、艾司西酞普兰、帕罗西汀、舍曲林、氟西汀、氟伏沙明等；
- 选择性 5-羟色胺和去甲肾上腺素再摄取抑制剂（SNRI）：文拉法辛、度洛西汀、米那普仑等；
- 去甲肾上腺素和特异性 5-羟色胺能抗抑郁剂（NaSSA）：米氮平等；
- 去甲肾上腺素和及多巴胺再摄取抑制剂（NDRI）：安非他酮；
- 褪黑素 MT_1/MT_2 受体激动剂和 5-HT_{2C} 受体拮抗剂：阿戈美拉汀；
- 选择性的 5-羟色胺再摄取激活剂（SSRA）。

B 级推荐药物

- 5-羟色胺平衡抗抑郁剂（SMA）：曲唑酮；
- 选择性去甲肾上腺素再摄取抑制剂（NRI）：瑞波西汀；
- 三环类、四环类抗抑郁药。

中药：疏肝解郁、圣约翰草提取物、巴戟天寡糖胶囊。

其他：黛力新。

2）抗抑郁药物剂量调整方案

- 常规药物剂量调整：选择药物推荐的平均起始剂量为首次给药剂量，一周之内增至推荐的平均有效治疗剂量；可视患者的耐受情况及疗效增至最大治疗剂量；
- 特殊人群及敏感体质药物剂量调整原则：选择药物推荐的最低起始剂量作为首次给药剂量，根据患者年龄及躯体耐受情况，决定加药时间及剂量。

3）改善脑功能药物的选择

- 使用原则：根据患者认知功能损害、体征、实验室及影像学检查结果等选择相应的改善脑功能药物治疗；可根据患者配合情况选择静脉滴注或口服治疗。

● 常用药物：改善脑循环为主的药物；保护、营养及修复脑神经药物：脑蛋白水解物；改善自主神经功能、免疫调节药物：薄芝糖肽。

4）其他辅助药物

● 伴焦虑症状、睡眠问题的患者，可酌情加用 5-HT_{1A}受体激动剂、苯二氮䓬类或其他镇静催眠药物（此类药物应在患者睡眠和焦虑等症状缓解后逐渐停用）；

● 中药：根据患者伴发症状可酌情配合使用镇静安神等中药；

● 其他药物：伴有肝损伤患者可合并使用保肝药物治疗等。

（2）心理治疗

● 支持性心理治疗：适用于伴各类心理问题的抑郁患者。每次 40～80 分钟，一般每周 3～5 次。

● 认知行为治疗：适用于伴各类心理问题的抑郁患者，用于修正患者对自己和环境的不合理观念、扭曲的态度，防止抑郁症状及认知功能损害的进一步加重。每次 40～80 分钟，一般每周 3～5 次。

● 人际关系心理治疗：适用于患者当前生活的变动引起的人际交往功能下降，包括：丧失，社会角色冲突和角色转换，社会隔离，社交技能缺乏等。每次 40～80 分钟，一般每周 1～2 次。

● 婚姻或家庭治疗：适用于存在家庭或婚姻问题的患者，可改善患者的夫妻关系和家庭关系，增强患者的社会支持、减少不良家庭环境对疾病康复的影响。每次 40～80 分钟，一般每周 1～2 次。

● 动力心理治疗：适用于存在特定的心理冲突，如罪感、耻感、人际关系、焦虑的管理、压抑或不能接受的冲动，以及儿童和养育者之间的情感交流的不足而造成儿童心理发育缺陷，进而产生自尊、情绪自我调节方面的问题。每次 40～80 分钟，一般每周 1～2 次。

● 团体/小组心理治疗：适用于存在人际关系问题、社交问题等心理问题并具有一定期望、心理成熟度和共同目标的患者，主要处理患者的人际问题，提高他们的人际沟通能力，缓解焦虑状态。每次 40～80 分钟，一般每周 3～5 次。

● 心理危机干预：对突发的社会心理应激导致患者情绪突发变化，可能带来潜在的安全风险，要进行紧急心理危机干预。

（3）物理治疗：①首选重复经颅磁刺激治疗；②脑电生物反馈治疗、脑反射治疗、脑电治疗、智能电针治疗、迷走神经刺激疗法等；③有强烈自伤、自杀行为或明显自责、自罪患者，以及对充分药物治疗疗效不理想的患者，在没有禁忌证情况下可选择 MECT 治疗。

（4）康复治疗：①工娱治疗、特殊工娱治疗、松弛治疗、音乐治疗、漂浮治疗、感觉统合治疗；②有氧训练、文体训练、引导式教育训练、作业疗法、听力整合及语言训练、经络氧疗法等。

2. 个体化治疗方案的制定 遵循个体化的原则，根据患者起病形式、临床症状的特征、目前用药情况（品种、疗效、不良反应等）、家族史、人格特征、年龄、躯体状况，以及患者的耐受性及经济承受能力，结合抗抑郁药物的受体药理学、药代动力学和药效学特征及药物的安全性、耐受性、经济性和简易性制定抗抑郁药物治疗方案。

（1）基于症状的药物治疗方案：包括核心症状、伴随症状、焦虑、激越、躯体化症状、睡眠问题等药物选择。

- 以负性情感增加为主：可首选 SSRI、SNRI 类抗抑郁药。
- 以正性情感降低为主：可首选 SNRI、NDRI、NRI 类抗抑郁药。
- 伴有精神运动性迟滞：可首选具有激活作用的药，SSRI 中氟西汀、舍曲林等。
- 伴有严重焦虑、激越：可首选具有镇静作用的药物，SSRI 中帕罗西汀、氟伏沙明，SNRI 中文拉法辛、度洛西汀，NaSSA 中的米氮平等。
- 伴有强迫症状：可首选具有抗强迫作用的药，SSRI 中氟西汀、舍曲林、帕罗西汀、氟伏沙明等。
- 伴有明显躯体不适、疼痛等躯体化症状：可选用具有改善躯体化症状的药物，SNRI 中文拉法辛、度洛西汀等。
- 伴有严重睡眠障碍：可选用具有调节睡眠作用的抗抑郁剂阿戈美拉汀、米氮平等。

（2）基于目前用药疗效的药物治疗方案

- 有效：用药 2～4 周达临床缓解（与基线相比症状评估减分率≥30%）原药治疗。
- 无效：用药 2～4 周未达临床缓解（与基线相比症状评估减分率<30%），未达最大治疗剂量：加量到最大有效治疗剂量；已达最大治疗剂量：换用另一种作用机制相同或作用机制不同的抗抑郁药物，同时按照基于症状的药物治疗方案选择换药种类。

（3）基于有无家族史的药物治疗方案

- 抑郁障碍家族史：可首选先证者肯定治疗效果的抗抑郁药物治疗。

- 双相障碍家族史：可联合情感稳定剂治疗。
- 精神分裂症家族史：可联合抗精神病药治疗。
- 自杀家族史：可联合有预防自杀的情感稳定剂锂盐治疗。

（4）基于人格特征的药物治疗方案：存在特殊偏执人格、情感不稳定性人格特征，可联合情感稳定剂或小剂量抗精神病药治疗。

（5）基于特殊人群的药物治疗方案

- 过敏体质：避免选用易引起过敏的药物，且小剂量开始，加药也需谨慎，应缓慢加药。
- 老年：首选 SSRIs 类药物；SNRIs 类药物亦可，但需检测血压。NaSSA 类的米氮平可用于伴失眠的老年抑郁障碍患者。阿戈美拉汀亦可使用，但 TCAs 类药物应慎用。MECT 适用于老年抑郁障碍中抗抑郁药无效者，同时无严重的心、脑血管疾患；也可适用于老年抑郁的维持治疗。
- 儿童：心理治疗是推荐方案，CBT、IPT、支持行心理治疗、家庭治疗等，6～12 周心理治疗后无明显缓解应合并抗抑郁药物。药物治疗首选舍曲林，其他 SSRIs 类药物亦可，但氟西汀及西酞普兰较为安全。12 岁以上患者其他治疗无效可用 MECT 治疗。
- 孕期及产后妇女：CBT 和 IPT 治疗。重度抑郁发作的孕期及哺乳期妇女可使用 SSRIs 类抗抑郁药物，但产后要停止哺乳。药物治疗无效的患者可选用 MECT 治疗。

3. 住院期治疗方案的执行

（1）药物治疗

1）常规治疗：按照入院治疗方案，1 周末调整药物剂量到平均有效治疗剂量，2 周末调整剂量到最大有效治疗剂量。

2）换用治疗：执行换药治疗方案。

（2）心理治疗

1）个体、家庭心理治疗：每周 1～2 次；

2）团体心理治疗：每周 3～5 次；

3）放松训练：工作日每天 1 次。

（3）物理治疗：按物理治疗疗程执行。

（4）康复治疗：工作日每天 1 次。

4. 出院前一天、出院当天治疗方案的确定

（1）出院前一天治疗方案

1）药物治疗：维持药物治疗剂量。

2）心理治疗：出院家庭心理治疗，安排出院医嘱，提高出院治疗依从性。

3）物理治疗：视可继续住院期物理治疗。

（2）出院当天治疗方案

1）药物治疗：执行出院时治疗剂量。

2）心理治疗：预约心理治疗，每周1次。

3）物理治疗：预约物理治疗。

（3）入门诊急性期诊疗流程，执行出院门诊急性期治疗方案

（四）出院标准

根据既往首发抑郁障碍临床路径实施情况分析及目前首发抑郁障碍循证医学证据得出。

1. 安全风险评估　自杀风险评估、攻击风险评估、外走风险评估患者无明显自杀、攻击、外走风险。

2. 疗效标准　患者病情稳定，明显好转（与基线相比症状评估减分率≥50%）。

3. 药物副作用　药物不良反应评估，无药物不良反应或是存在常见可耐受药物不良反应。

4. 自知力　患者自知力完整或是恢复中，能院外继续坚持服药治疗。

5. 社会功能　患者社会功能完整，或是轻度受损。

（五）标准住院日

标准住院日≤42天。

（六）参考费用标准

参考费用标准：15 000～22 000元。

（七）变异及原因分析

在临床路径实施过程中如果出现不符合路径的情况，但其发生有一定合理性，可以缩短住院天数，使患者在路径规定的时间内提前完成路径，或是可以减少住院费用，属于临床路径正变异，实施中需要另作记录，作为改进参考。以下是需要进一步分析、改进的负变异。

1. 患者和家属因素

（1）患者或家属无理由拒绝执行路径中规定的相关检查、检验或治疗项目，

但不需要改变原治疗方案。

（2）因患者或家属原因导致检查、检验或治疗延迟。

（3）患者或家属要求推迟出院，导致住院时间延长或增加住院费用。

（4）患者因敏感体质致使加药缓慢或换药，导致住院时间延长或增加住院费用。

（5）患者因疗效差换药，导致住院时间延长或增加住院费用。

（6）患者检查中出现有临床意义的异常检查结果，需要复查或明确异常原因，但不需要改变原治疗方案，导致住院时间延长或增加住院费用。

2. 医务人员因素

（1）因医护原因出现治疗延迟。

（2）因医护原因执行医嘱延迟。

（3）因医护原因会诊延迟。

3. 系统因素　因节假日、设备故障或其他客观因素不能按时检查、检验或治疗延迟。

4. 其他因素。

（八）出径

1. 患者出现了严重的并发症，需要改变原治疗方案。

2. 患者要求出院、转院或改变治疗方式。

3. 患者症状或病情发生变化需要更改诊断。

4. 因诊断有误而需要更改诊断。

5. 患者住院日延长超过 7 天。

6. 其他因素。

三、疑难、危重抑郁障碍临床路径

（一）入径标准

1. 适合对象

（1）第一诊断为：F32.3 重度抑郁发作，伴精神病性症状；F33.3 复发性抑郁障碍，目前为伴精神病性症状的重度发作。

（2）第一诊断为 F32、F33，同时符合以下情况之一：①伴木僵；②系统规范药物治疗 4～6 周无效（与基线相比症状评估减分率≤30%）；③伴兴奋躁动、冲动攻击及外走行为，或有潜在攻击冲动、外走风险且不能配合治疗的患者；④有自伤自杀行为（近 1 个月内），或强烈的自杀观念（自杀观念单项评分≥2 分）且不能配合治疗的患者。

（3）不伴躯体疾病，或伴有在住院期间不需要特殊处理也不影响第一诊断临床路径流程实施的其他躯体疾病。

2. 诊断依据　符合《国际精神与行为障碍分类第 10 版》（ICD-10：世界卫生组织委托中华人民共和国卫生部编著，人民卫生出版社）有关抑郁发作（F32.3）、复发性抑郁障碍（F33.3）的诊断标准或符合 F32、F33 诊断标准并同时符合以下情况之一：①伴木僵；②有自伤自杀行为（近 1 个月内），或强烈的自杀观念（自杀观念单项评分≥2）且不能配合治疗的患者；③伴兴奋躁动及冲动攻击行为，或有潜在攻击冲动风险且不能配合治疗的患者；④系统规范药物治疗 4～6 周无效（症状评估减分率≤30%）。

（二）评估方案

1. 入径第 1 天

（1）安全风险评估

- 自杀风险评估
- 攻击风险评估
- 外走风险评估

注：如患者存在严重的自杀、攻击风险，需加评哥伦比亚自杀严重程度评定量表（C-SSRS）及 Barratt 冲动量表。

（2）躯体健康评估

1）必查项目：

- 实验室检查：血细胞分析、尿液检查、粪便常规；血生化（肝功、肾功、血脂、电解质、血糖）；内分泌检查（甲状腺功能系列、性激素系列）；感染性疾病筛查（甲、乙、丙、戊型肝炎，梅毒，HIV）；凝血系列、心肌酶、肌钙蛋白。
- 电生理检查：心电图，脑电图/脑电地形图，事件相关电位。
- 影像检查：胸部正位片，头颅 CT 或头颅核磁。

2）其他可选项目：根据患者具体躯体疾病情况或相关科室会诊后选择相应的检查；其他检查还包括脑超、多导睡眠监测、眼球轨迹运动跟踪实验、腹部 B 超、贫血系列、血药浓度、抗“O”、抗核抗体等。

（3）心理测量评估

1）必查项目

● 症状评估：汉密尔顿抑郁量表（HAMD）\汉密尔顿焦虑量表（HAMA）\Young 躁狂评定量表（YMRS）\简明精神病评定量表（BPRS）

● 社会功能评估：社会功能缺陷筛选量表（SDSS）\生活质量量表（SF-12）

● 药物副作用评估：治疗时出现的症状量表（TESS）

● 社会心理因素评估：生活事件量表（LES）\社会支持评定量表（SSRS）\防御方式问卷（DSQ）

2）其他可选项目

● 症状评估：蒙哥马利抑郁量表（MADRS）\ Zung 抑郁自评量表（SDS）\ Zung 焦虑自评量表（SAS）\ 老年抑郁量表（GDS）\爱丁堡产后抑郁量表（EPDS）

● 社会功能评估：日常生活能力量表（ADL）\功能缺陷评定量表（WHO DAS-Ⅱ）\个人和社会功能量表（PSP）

● 社会心理因素评估：儿童期创伤问卷（CTQ）\家庭环境量表（FES）\婚姻关系类型问卷\自尊量表（SES）

● 药物副作用评估：UKU 副作用量表（UKU）\亚利桑那性体验量表（ASEX）

● 躯体症状：疲劳严重程度量表\匹兹堡睡眠质量指数表\ Epworth 嗜睡量表

● 认知测量：RBANS 测查表\ Stroop 测查表\威斯康星卡片分类测验表（WCST）\ 韦氏记忆量表\蒙特利尔认知评估量表（MDCA）\简易智力状态检查量表（MMSE）

● 人格测量：明尼苏达多相个性调查表（MMPI-2）\艾森克人格问卷（EPQ）\卡特尔 16 种人格因素问卷（16-PF）

● 依从性：药物依从性评定量表（MARS）

2. 入径第 2 天

（1）安全风险评估

● 自杀风险评估

● 攻击风险评估

● 外走风险评估

注：如患者存在严重的自杀、攻击风险，需加评哥伦比亚自杀严重程度评定量表（C-SSRS）及 Barratt 冲动量表。

（2）动态临床评估：包括查房对病情评估及根据躯体检查结果对躯体健康的评估，必要时请相关科室会诊。

3. 入径第 3 天

（1）安全风险评估

- 自杀风险评估
- 攻击风险评估
- 外走风险评估

注：如患者存在严重的自杀、攻击风险，需加评哥伦比亚自杀严重程度评定量表（C-SSRS）及 Barratt 冲动量表。

（2）动态临床评估：包括查房对病情评估及根据躯体检查结果对躯体健康的评估，必要时请相关科室会诊。

4. 入径第 1～n 周末

（1）安全风险评估

- 自杀风险评估
- 攻击风险评估
- 外走风险评估

注：如患者存在严重的自杀、攻击风险，需加评哥伦比亚自杀严重程度评定量表（C-SSRS）及 Barratt 冲动量表。

（2）躯体健康评估

1）必复查项目

实验室检查：血细胞分析、尿液检查、血生化（肝功、肾功、血脂、电解质、血糖）、内分泌检查（泌乳素）。

电生理检查：心电图。

2）可选项目：根据患者具前期检查结果复查异常项目，如伴随体躯体疾病情况请相关科室会诊后选择相应检查。

（3）心理测量评估

1）必选项目

- 症状评估：汉密尔顿抑郁量表（HAMD）\汉密尔顿焦虑量表（HAMA）\Young 躁狂评定量表（YMRS）\简明精神病评定量表（BPRS）
- 药物副作用评估：治疗时出现的症状量表（TESS）

2）可选项目：根据患者具体情况选择相应其他心理评估量表。

● 症状评估：蒙哥马利抑郁量表（MADRS）\ Zung 抑郁自评量表（SDS）\ Zung 焦虑自评量表（SAS）\ 老年抑郁量表（GDS）\爱丁堡产后抑郁量表（EPDS）

● 药物副作用评估：UKU 副作用量表（UKU）\亚利桑那性体验量表（ASEX）

● 依从性：药物依从性评定量表（MARS）

5. 出院前一天（距上次评估 3 天以上）

（1）安全风险评估

● 自杀风险评估

● 攻击风险评估

● 外走风险评估

注：如患者存在严重的自杀、攻击风险，需加评哥伦比亚自杀严重程度评定量表（C-SSRS）及 Barratt 冲动量表。

（2）躯体健康评估：根据患者具前期检查结果复查异常项目，如伴随体躯体疾病情况请相关科室会诊后选择相应检查。

（3）心理测量评估

1）必选项目

● 症状评估：汉密尔顿抑郁量表（HAMD）\汉密尔顿焦虑量表（HAMA）\ Young 躁狂评定量表（YMRS）\简明精神病评定量表（BPRS）

● 药物副作用评估：治疗时出现的症状量表（TESS）

● 社会功能评估：社会功能缺陷筛选量表（SDSS）\生活质量量表（SF-12）

2）可选项目：根据患者具体情况选择相应其他心理评估。

● 症状评估：蒙哥马利抑郁量表（MADRS）\ Zung 抑郁自评量表（SDS）\ Zung 焦虑自评量表（SAS）\老年抑郁量表（GDS）\爱丁堡产后抑郁量表（EPDS）

● 社会功能评估：日常生活能力量表（ADL）\功能缺陷评定量表（WHO DAS-II）\个人和社会功能量表（PSP）

● 药物副作用评估：UKU 副作用量表（UKU）\亚利桑那性体验量表（ASEX）

● 依从性：药物依从性评定量表（MARS）

（三）治疗方案

根据国内外抑郁障碍防治指南（《美国精神病学会（APA）抑郁障碍防治指南》（2010 年第三版）、《抑郁障碍防治指南》（第二版）），结合国内外抑郁障碍诊疗规范、循证医学证据以及临床实践等，制订综合、个体化的治疗方案。

1. 入径 0～3 天　治疗手段主要包括以下四个方面。

（1）药物治疗：药物治疗包括抗抑郁药物、改善脑功能药物及其他辅助药物等以下几个方面。

1）抗抑郁药物

A 级推荐药物

● 选择性 5-羟色胺再摄取抑制剂（SSRI）：西酞普兰、艾司西酞普兰、帕罗西汀、舍曲林、氟西汀、氟伏沙明等；

● 选择性 5-羟色胺和去甲肾上腺素再摄取抑制剂（SNRI）：文拉法辛、度洛西汀、米那普仑等；

● 去甲肾上腺素和特异性 5-羟色胺能抗抑郁剂（NaSSA）：米氮平等；

● 去甲肾上腺素和及多巴胺再摄取抑制剂（NDRI）：安非他酮；

● 褪黑素 MT_1/MT_2 受体激动剂和 5-HT_{2C} 受体拮抗剂：阿戈美拉汀；

● 选择性的 5-羟色胺再摄取激活剂（SSRA）。

B 级推荐药物

● 5-羟色胺平衡抗抑郁剂（SMA）：曲唑酮；

● 选择性去甲肾上腺素再摄取抑制剂（NRI）：瑞波西汀；

● 三环类、四环类抗抑郁药。

中药：疏肝解郁、圣约翰草提取物、巴戟天寡糖胶囊。

其他：黛力新。

2）抗抑郁药物剂量调整方案

● 常规药物剂量调整：选择药物推荐的平均起始剂量为首次给药剂量，1 周之内增至推荐的平均有效治疗剂量；可视患者的耐受情况及疗效增至最大治疗剂量；

● 特殊人群及敏感体质药物剂量调整原则：选择药物推荐的最低起始剂量作为首次给药剂量，根据患者年龄及躯体耐受情况，决定加药时间及剂量。

3）改善脑功能药物的选择

● 使用原则：根据患者认知功能损害、体征、实验室及影像学检查结果等选择相应的改善脑功能药物治疗；可根据患者配合情况选择静脉滴注或口服治疗。

● 常用药物：改善脑循环为主的药物；保护、营养及修复脑神经药物：脑蛋白水解物；改善自主神经功能、免疫调节药物：薄芝糖肽。

4）其他辅助药物

● 伴焦虑症状、睡眠问题的患者，可酌情加用 5-HT_{1A} 受体激动剂、苯二氮䓬类或其他镇静催眠药物（此类药物应在患者睡眠和焦虑等症状缓解后逐渐停用）；

- 中药：根据患者伴发症状可酌情配合使用镇静安神等中药；
- 其他药物：伴有肝损伤患者可合并使用保肝药物治疗等。

（2）心理治疗

- 支持性心理治疗：适用于伴各类心理问题的抑郁患者。每次 40～80 分钟，一般每周 3～5 次。
- 认知行为治疗：适用于伴各类心理问题的抑郁患者，用于修正患者对自己和环境的不合理观念、扭曲的态度，防止抑郁症状及认知功能损害的进一步加重。每次 40～80 分钟，一般每周 3～5 次。
- 人际关系心理治疗：适用于患者当前生活的变动引起的人际交往功能下降，包括：丧失，社会角色冲突和角色转换，社会隔离，社交技能缺乏等。每次 40～80 分钟，一般每周 1～2 次。
- 婚姻或家庭治疗：适用于存在家庭或婚姻问题的患者，可改善患者的夫妻关系和家庭关系，增强患者的社会支持、减少不良家庭环境对疾病康复的影响。每次 40～80 分钟，一般每周 1～2 次。
- 动力心理治疗：适用于存在特定的心理冲突，如罪感、耻感、人际关系、焦虑的管理、压抑或不能接受的冲动，以及儿童和养育者之间的情感交流的不足而造成儿童心理发育缺陷，进而产生自尊、情绪自我调节方面的问题。每次 40～80 分钟，一般每周 1～2 次。
- 团体/小组心理治疗：适用于存在人际关系问题、社交问题等心理问题并具有一定期望、心理成熟度和共同目标的患者，主要处理患者的人际问题、提高他们的人际沟通能力，缓解焦虑状态。每次 40～80 分钟，一般每周 3～5 次。
- 心理危机干预：对突发的社会心理应激导致患者情绪突发变化，可能带来潜在的安全风险，要进行紧急心理危机干预。

（3）物理治疗：①有强烈自伤、自杀行为或明显自责、自罪患者，以及对充分药物治疗疗效不理想的患者，在没有禁忌证情况下可优先选择 MECT 治疗；②可选重复经颅磁刺激治疗；③脑电生物反馈治疗、脑反射治疗、脑电治疗、智能电针治疗、迷走神经刺激疗法等。

（4）康复治疗：①工娱治疗、特殊工娱治疗、松弛治疗、音乐治疗、漂浮治疗、感觉统合治疗；②有氧训练、文体训练、引导式教育训练、作业疗法、听力整合及语言训练、经络氧疗法等。

2. 个体化治疗方案的制定　遵循个体化的原则，根据患者起病形式、临床症状的特征、目前用药情况（品种、疗效、不良反应等）、家族史、人格特征、年龄、躯体状况，以及患者的耐受性及经济承受能力，结合抗抑郁药物的受体药理学、药代动力学和药效学特征及药物的安全性、耐受性、经济性和简易性制定抗抑郁药物治疗方案：

（1）基于症状的药物治疗方案：包括核心症状、伴随症状、焦虑、激越、躯体化症状、睡眠问题等药物选择。

- 伴有精神病性症状，可加用第二代抗精神病药物，如奥氮平、喹硫平、利培酮和阿立哌唑均可选择。
- 以负性情感增加为主：可首选 SSRI、SNRI 类抗抑郁药。
- 以正性情感降低为主：可首选 SNRI、NDRI、NRI 类抗抑郁药。
- 伴有精神运动性迟滞：可首选具有激活作用的药物，SSRI 中氟西汀、舍曲林等。
- 伴有严重焦虑、激越：可首选具有镇静作用的药物，SSRI 中帕罗西汀、氟伏沙明，SNRI 中文拉法辛、度洛西汀，NaSSA 中的米氮平等。
- 伴有强迫症状：可首选具有抗强迫作用的药，SSRI 中氟西汀、舍曲林、帕罗西汀、氟伏沙明等。
- 伴有明显躯体不适、疼痛等躯体化症状：可选用具有改善躯体化症状的药物，SNRI 中文拉法辛、度洛西汀等。
- 伴有严重睡眠障碍：可选用具有调节睡眠作用的抗抑郁剂阿戈美拉汀、米氮平等。

（2）基于目前用药疗效的药物治疗方案

- 有效：用药 2～4 周达临床缓解（与基线相比症状评估减分率≥30%）原药治疗。
- 无效：用药 2～4 周未达临床缓解（与基线相比症状评估减分率＜30%），未达最大治疗剂量：加量到最大有效治疗剂量；已达最大治疗剂量：换用另一种作用机制相同或作用机制不同的抗抑郁药物，同时按照基于症状的药物治疗方案选择换药种类。

（3）基于有无家族史的药物治疗方案

- 抑郁障碍家族史：可首选先证者肯定治疗效果的抗抑郁药物治疗。
- 双相障碍家族史：可联合情感稳定剂治疗。
- 精神分裂症家族史：可联合抗精神病药治疗。
- 自杀家族史：可联合有预防自杀的情感稳定剂锂盐治疗。

（4）基于人格特征的药物治疗方案：存在特殊偏执人格、情感不稳定性人格特征，可联合情感稳定剂或小剂量抗精神病药治疗。

（5）基于特殊人群的药物治疗方案

● 过敏体质：避免选用易引起过敏的药物，且小剂量开始，加药也需谨慎，应缓慢加药。

● 老年：首选 SSRI 类药物；SNRI 类药物亦可，但需检测血压。NaSSA 类的米氮平可用于伴失眠的老年抑郁障碍患者。阿戈美拉汀亦可使用，但 TCA 类药物应慎用。MECT 适用于老年抑郁障碍中抗抑郁药无效者，同时无严重的心、脑血管疾患；也可适用于老年抑郁的维持治疗。单药不佳的老年患者可小剂量合并使用非典型抗精神病药，如利培酮、喹硫平、阿立哌唑治疗，但应同时监测肝、肾功能以及血糖、血脂等指标，同时注意药物间的相互作用。

● 儿童：药物治疗首选舍曲林，其他 SSRIs 类药物亦可，但氟西汀及西酞普兰较为安全。对于病情危重、可能危及生命（如自杀倾向或木僵、拒食等）、采用其他治疗无效的青少年患者（12 岁以上）可采用 MECT 治疗。

● 孕期及产后妇女：重度抑郁发作的孕期及产后妇女可使用 SSRI 类抗抑郁药物，但注意胎儿发育情况。对于药物治疗无效或不适合的重度、伴精神病性及高自杀风险的患者可选用 MECT 治疗。

3. 住院期治疗方案的执行

（1）药物治疗

1）常规治疗：按照入院治疗方案，1 周末调整药物剂量到平均有效治疗剂量，2 周末调整剂量到最大有效治疗剂量。

2）换药治疗：执行换药治疗方案。

（2）心理治疗

1）个体、家庭心理治疗：每周 1～2 次。

2）团体心理治疗：每周 3～5 次。

3）放松训练：工作日每天 1 次。

（3）物理治疗：按物理治疗疗程执行。

（4）康复治疗：工作日每天 1 次。

4. 出院前一天、出院当天治疗方案的确定

（1）出院前一天治疗方案

1）药物治疗：维持药物治疗剂量。

2）心理治疗：出院家庭心理治疗，安排出院医嘱，提高出院治疗依从性。

3）物理治疗：视可继续住院期物理治疗。

（2）出院当天治疗方案

1）药物治疗：执行出院时治疗剂量。

2）心理治疗：预约心理治疗，每周 1 次。

3）物理治疗：预约物理治疗。

（3）入门诊急性期诊疗流程，执行出院门诊急性期治疗方案。

（四）出院标准

根据既往首发抑郁障碍临床路径实施情况分析及目前首发抑郁障碍循证医学证据得出。

1. 安全风险评估　自杀风险评估、攻击风险评估、外走风险评估患者无明显自杀、攻击、外走风险。

2. 疗效标准　患者病情稳定，明显好转（与基线相比症状评估减分率≥25%）。

3. 药物副作用　药物不良反应评估，无药物不良反应或是存在常见可耐受药物不良反应。

4. 自知力　患者自知力完整或是恢复中，能院外继续坚持服药治疗。

5. 社会功能　患者社会功能完整，或是轻度受损。

（五）标准住院日

标准住院日≤56 天。

（六）参考费用标准

参考费用标准：20 000～25 000 元。

（七）变异及原因分析

在临床路径实施过程中如果出现不符合路径的情况，但其发生有一定合理性，可以缩短住院天数，使患者在路径规定的时间内提前完成路径，或是可以减少住院费用，属于临床路径正变异，实施中需要另作记录，作为改进参考。以下是需要进一步分析、改进的负变异。

1. 患者和家属因素

（1）患者或家属无理由拒绝执行路径中规定的相关检查、检验或治疗项目，但不需要改变原治疗方案。

（2）因患者或家属原因导致检查、检验或治疗延迟。

（3）患者或家属要求推迟出院，导致住院时间延长或增加住院费用。

（4）患者因敏感体质致使加药缓慢或换药导致住院时间延长或增加住院费用。

（5）患者因疗效差换药导致住院时间延长或增加住院费用。

（6）患者检查中出现有临床意义的异常检查结果，需要复查或明确异常原因，但不需要改变原治疗方案，导致住院时间延长或增加住院费用。

2. 医务人员因素

（1）因医护原因出现治疗延迟。

（2）因医护原因执行医嘱延迟。

（3）因医护原因会诊延迟。

3. 系统因素　因节假日、设备故障或其他客观因素不能按时检查、检验或治疗延迟。

4. 其他因素。

（八）出径

1. 患者出现了严重的并发症，需要改变原治疗方案。

2. 患者要求出院、转院或改变治疗方式。

3. 患者症状或病情发生变化需要更改诊断。

4. 因诊断有误而需要更改诊断。

5. 患者住院日延长超过 7 天。

6. 其他因素。

四、伴躯体疾病抑郁障碍临床路径

（一）入径标准

1. 适合对象

（1）第一诊断为：F32 抑郁发作、F33 复发性抑郁障碍；

（2）伴有需要特殊检查或处理且影响第一诊断临床路径流程实施及增加住院费用、延长住院日的躯体疾病。

2. 诊断依据　符合《国际精神与行为障碍分类第 10 版》（ICD-10：世界卫生组织委托中华人民共和国卫生部编著，人民卫生出版社）有关抑郁发作（F32）、复发性抑郁障碍（F33）的诊断标准。

（二）评估方案

1. 入径第1天

（1）安全风险评估

- 自杀风险评估
- 攻击风险评估
- 外走风险评估

注：如患者存在严重的自杀、攻击风险，需加评哥伦比亚自杀严重程度评定量表（C-SSRS）及 Barratt 冲动量表。

（2）躯体健康评估

1）必查项目

- 实验室检查：血细胞分析、尿液检查、粪便常规；血生化（肝功、肾功、血脂、电解质、血糖）；内分泌检查（甲状腺功能系列、性激素系列）；感染性疾病筛查（甲、乙、丙、戊型肝炎，梅毒，HIV）；凝血系列、心肌酶、肌钙蛋白。
- 电生理检查：心电图，脑电图/脑电地形图，事件相关电位。
- 影像检查：胸部正位片，头颅 CT 或头颅核磁。

2）其他可选项目：根据患者具体躯体疾病情况或相关科室会诊后选择相应的检查；其他检查还包括脑超、多导睡眠监测、眼球轨迹运动跟踪实验、腹部 B 超、贫血系列、血药浓度、抗“O”、抗核抗体等。

（3）心理测量评估

1）必查项目

- 症状评估：汉密尔顿抑郁量表（HAMD）\汉密尔顿焦虑量表（HAMA）\Young 躁狂评定量表（YMRS）\简明精神病评定量表（BPRS）。
- 社会功能评估：社会功能缺陷筛选量表（SDSS）\生活质量量表（SF-12）。
- 药物副作用评估：治疗时出现的症状量表（TESS）
- 社会心理因素评估：生活事件量表（LES）\社会支持评定量表（SSRS）\防御方式问卷（DSQ）

2）其他可选项目

- 症状评估：蒙哥马利抑郁量表（MADRS）\ Zung 抑郁自评量表（SDS）\ Zung 焦虑自评量表（SAS）\ 老年抑郁量表（GDS）\爱丁堡产后抑郁量表（EPDS）

● 社会功能评估：日常生活能力量表（ADL）\功能缺陷评定量表（WHO DAS-Ⅱ）\个人和社会功能量表（PSP）

● 社会心理因素评估：儿童期创伤问卷（CTQ）\家庭环境量表（FES）\婚姻关系类型问卷\自尊量表（SES）

● 药物副作用评估：UKU 副作用量表（UKU）\亚利桑那性体验量表（ASEX）

● 躯体症状：疲劳严重程度量表\匹兹堡睡眠质量指数表\ Epworth 嗜睡量表

● 认知测量：RBANS 测查表\ Stroop 测查表\威斯康星卡片分类测验表（WCST）\ 韦氏记忆量表\蒙特利尔认知评估量表（MDCA）\简易智力状态检查量表（MMSE）

● 人格测量：明尼苏达多相个性调查表（MMPI-2）\艾森克人格问卷（EPQ）\卡特尔 16 种人格因素问卷（16-PF）

● 依从性：药物依从性评定量表（MARS）

2. 入径第 2 天

（1）安全风险评估

● 自杀风险评估

● 攻击风险评估

● 外走风险评估

注：如患者存在严重的自杀、攻击风险，需加评哥伦比亚自杀严重程度评定量表（C-SSRS）及 Barratt 冲动量表。

（2）动态临床评估：包括查房对病情评估及根据躯体检查结果对躯体健康的评估，必要时请相关科室会诊。

3. 入径第 3 天

（1）安全风险评估

● 自杀风险评估

● 攻击风险评估

● 外走风险评估

注：如患者存在严重的自杀、攻击风险，需加评哥伦比亚自杀严重程度评定量表（C-SSRS）及 Barratt 冲动量表。

（2）动态临床评估：包括查房对病情评估及根据躯体检查结果对躯体健康的评估，必要时请相关科室会诊。

4. 入径第1～n周末

（1）安全风险评估

● 自杀风险评估

● 攻击风险评估

● 外走风险评估

注：如患者存在严重的自杀、攻击风险，需加评哥伦比亚自杀严重程度评定量表（C-SSRS）及Barratt冲动量表。

（2）躯体健康评估

1）必复查项目

实验室检查：血细胞分析、尿液检查、血生化（肝功、肾功、血脂、电解质、血糖）、内分泌检查（泌乳素）。

电生理检查：心电图。

2）可选项目：根据患者具前期检查结果复查异常项目，如伴随体躯体疾病情况请相关科室会诊后选择相应检查。

（3）心理测量评估

1）必选项目

● 症状评估：汉密尔顿抑郁量表（HAMD）\汉密尔顿焦虑量表（HAMA）\Young躁狂评定量表（YMRS）\简明精神病评定量表（BPRS）

● 药物副作用评估：治疗时出现的症状量表（TESS）

2）可选项目：根据患者具体情况选择相应其他心理评估

● 症状评估：蒙哥马利抑郁量表（MADRS）\Zung抑郁自评量表（SDS）\Zung焦虑自评量表（SAS）\ 老年抑郁量表（GDS）\爱丁堡产后抑郁量表（EPDS）

● 药物副作用评估：UKU副作用量表（UKU）\亚利桑那性体验量表（ASEX）

● 依从性：药物依从性评定量表（MARS）

5. 出院前一天（距上次评估3天以上）

（1）安全风险评估

● 自杀风险评估

● 攻击风险评估

● 外走风险评估

注：如患者存在严重的自杀、攻击风险，需加评哥伦比亚自杀严重程度评定量表（C-SSRS）及Barratt冲动量表。

（2）躯体健康评估：根据患者具前期检查结果复查异常项目，如伴随体躯体疾病情况请相关科室会诊后选择相应检查。

（3）心理测量评估

1）必选项目

● 症状评估：汉密尔顿抑郁量表（HAMD）\汉密尔顿焦虑量表（HAMA）\Young 躁狂评定量表（YMRS）\简明精神病评定量表（BPRS）

● 药物副作用评估：治疗时出现的症状量表（TESS）

● 社会功能评估：社会功能缺陷筛选量表（SDSS）\生活质量量表（SF-12）

2）可选项目：根据患者具体情况选择相应其他心理评估。

● 症状评估：蒙哥马利抑郁量表（MADRS）\ Zung 抑郁自评量表（SDS）\ Zung 焦虑自评量表（SAS）\ 老年抑郁量表（GDS）\爱丁堡产后抑郁量表（EPDS）

● 社会功能评估：日常生活能力量表（ADL）\功能缺陷评定量表（WHO DAS-II）\个人和社会功能量表（PSP）

● 药物副作用评估：UKU 副作用量表（UKU）\亚利桑那性体验量表（ASEX）

● 依从性：药物依从性评定量表（MARS）

（三）治疗方案

根据国内外抑郁障碍防治指南（《美国精神病学会（APA）抑郁障碍防治指南（2010 年第三版）》、《抑郁障碍防治指南（第二版）》），结合国内外抑郁障碍诊疗规范、循证医学证据以及临床实践等，制订综合、个体化的治疗方案。

1. 入径 0～3 天　治疗手段，主要包括以下四个方面。

（1）药物治疗：药物治疗包括抗抑郁药物、改善脑功能药物及其他辅助药物等以下几个方面。

1）抗抑郁药物

A 级推荐药物

● 选择性 5-羟色胺再摄取抑制剂（SSRI）：西酞普兰、艾司西酞普兰、帕罗西汀、舍曲林、氟西汀、氟伏沙明等。

● 选择性 5-羟色胺和去甲肾上腺素再摄取抑制剂（SNRI）：文拉法辛、度洛西汀、米那普仑等。

● 去甲肾上腺素和特异性 5-羟色胺能抗抑郁剂（NaSSA）：米氮平等。

● 去甲肾上腺素和及多巴胺再摄取抑制剂（NDRI）：安非他酮。

● 褪黑素 MT_1/MT_2 受体激动剂和 5-HT_{2C} 受体拮抗剂：阿戈美拉汀。

● 选择性的 5-羟色胺再摄取激活剂（SSRA）。

B 级推荐药物

● 5-羟色胺平衡抗抑郁剂（SMA）：曲唑酮。

● 选择性去甲肾上腺素再摄取抑制剂（NRI）：瑞波西汀。

● 三环类、四环类抗抑郁药。

中药：疏肝解郁、圣约翰草提取物、巴戟天寡糖胶囊。

其他：黛力新。

2）抗抑郁药物剂量调整方案

● 常规药物剂量调整：选择药物推荐的平均起始剂量为首次给药剂量，一周之内增至推荐的平均有效治疗剂量；可视患者的耐受情况及疗效增至最大治疗剂量。

● 特殊人群及敏感体质药物剂量调整原则：选择药物推荐的最低起始剂量作为首次给药剂量，根据患者年龄及躯体耐受情况，决定加药时间及剂量。

3）改善脑功能药物的选择

● 使用原则：根据患者认知功能损害、体征、实验室及影像学检查结果等选择相应的改善脑功能药物治疗；可根据患者配合情况选择静脉滴注或口服治疗。

● 常用药物：改善脑循环为主的药物；保护、营养及修复脑神经药物：脑蛋白水解物；改善自主神经功能、免疫调节药物：薄芝糖肽。

4）其他辅助药物

● 伴焦虑症状、睡眠问题的患者，可酌情加用 5-HT_{1A} 受体激动剂、苯二氮卓类或其他镇静催眠药物（此类药物应在患者睡眠和焦虑等症状缓解后逐渐停用）；

● 中药：根据患者伴发症状可酌情配合使用镇静安神等中药；

● 其他药物：伴有肝损伤患者可合并使用保肝药物治疗等。

（2）心理治疗

● 支持性心理治疗：适用于伴各类心理问题的抑郁患者。每次 40～80 分钟，一般每周 3～5 次。

● 认知行为治疗：适用于伴各类心理问题的抑郁患者，用于修正患者对自己和环境的不合理观念、扭曲的态度，防止抑郁症状及认知功能损害的进一步加重。每次 40～80 分钟，一般每周 3～5 次。

● 人际关系心理治疗：适用于患者当前生活的变动引起的人际交往功能下降，包括：丧失，社会角色冲突和角色转换，社会隔离，社交技能缺乏等。每次

40～80 分钟，一般每周 1～2 次。

● 婚姻或家庭治疗：适用于存在家庭或婚姻问题的患者，可改善患者的夫妻关系和家庭关系，增强患者的社会支持、减少不良家庭环境对疾病康复的影响。每次 40～80 分钟，一般每周 1～2 次。

● 动力心理治疗：适用于存在特定的心理冲突，如罪感、耻感、人际关系、焦虑的管理、压抑或不能接受的冲动，以及儿童和养育者之间的情感交流的不足而造成儿童心理发育缺陷，进而产生自尊、情绪自我调节方面的问题。每次 40～80 分钟，一般每周 1～2 次。

● 团体/小组心理治疗：适用于存在人际关系问题、社交问题等心理问题并具有一定期望、心理成熟度和共同目标的患者，主要处理患者的人际问题、提高他们的人际沟通能力，缓解焦虑状态。每次 40～80 分钟，一般每周 3～5 次。

● 心理危机干预：对突发的社会心理应激导致患者情绪突发变化，可能带来潜在的安全风险，要进行紧急心理危机干预。

（3）物理治疗：①有强烈自伤、自杀行为或明显自责、自罪患者，以及对充分药物治疗疗效不理想的患者，在没有禁忌证情况下可优先选择 MECT 治疗。②可选重复经颅磁刺激治疗。③脑电生物反馈治疗、脑反射治疗、脑电治疗、智能电针治疗、迷走神经刺激疗法等。

（4）康复治疗：①工娱治疗、特殊工娱治疗、松弛治疗、音乐治疗、漂浮治疗、感觉统合治疗；②有氧训练、文体训练、引导式教育训练、作业疗法、听力整合及语言训练、经络氧疗法等。

2. 个体化治疗方案的制定　遵循个体化的原则，根据患者起病形式、临床症状的特征、目前用药情况（品种、疗效、不良反应等）、家族史、人格特征、年龄、躯体状况，以及患者的耐受性及经济承受能力，结合抗抑郁药物的受体药理学、药代动力学和药效学特征及药物的安全性、耐受性、经济性和简易性制定抗抑郁药物治疗方案：

（1）基于症状的药物治疗方案：包括核心症状、伴随症状、焦虑、激越、躯体化症状、睡眠问题等药物选择。

● 伴有精神病性症状，可加用第二代抗精神病药物，如奥氮平、喹硫平、利培酮和阿立哌唑均可选择。

● 以负性情感增加为主：可首选 SSRI、SNRI 类抗抑郁药。

● 以正性情感降低为主：可首选 SNRI、NDRI、NRI 类抗抑郁药。

● 伴有精神运动性迟滞：可首选具有激活作用的药物，SSRI 中氟西汀、舍曲林等。

● 伴有严重焦虑、激越：可首选具有镇静作用的药物，SSRI 中帕罗西汀、氟伏沙明、SNRI 中文拉法辛、度洛西汀，NaSSA 中的米氮平等。

● 伴有强迫症状：可首选具有抗强迫作用的药，SSRI 中氟西汀、舍曲林、帕罗西汀、氟伏沙明等。

● 伴有明显躯体不适、疼痛等躯体化症状：可选用具有改善躯体化症状的药物，SNRI 中文拉法辛、度洛西汀等。

● 伴有严重睡眠障碍：可选用具有调节睡眠作用的抗抑郁剂阿戈美拉汀、米氮平等。

（2）基于目前用药疗效的药物治疗方案

● 有效：用药 2～4 周达临床缓解（与基线相比症状评估减分率≥30%）原药治疗。

● 无效：用药 2～4 周未达临床缓解（与基线相比症状评估减分率＜30%），未达最大治疗剂量：加量到最大有效治疗剂量；已达最大治疗剂量：换用另一种作用机制相同或作用机制不同的抗抑郁药物，同时按照基于症状的药物治疗方案选择换药种类。

（3）基于有无家族史的药物治疗方案

● 抑郁障碍家族史：可首选先证者肯定治疗效果的抗抑郁药物治疗。

● 双相障碍家族史：可联合情感稳定剂治疗。

● 精神分裂症家族史：可联合抗精神病药治疗。

● 自杀家族史：可联合有预防自杀的情感稳定剂锂盐治疗。

（4）基于人格特征的药物治疗方案：存在特殊偏执人格、情感不稳定性人格特征，可联合情感稳定剂或小剂量抗精神病药治疗。

（5）基于特殊人群的药物治疗方案

● 过敏体质：避免选用易引起过敏的药物，且小剂量开始，加药也需谨慎，应缓慢加药。

● 老年：首选 SSRI 类药物；SNRI 类药物亦可，但需检测血压。NaSSA 类的米氮平可用于伴失眠的老年抑郁障碍患者。阿戈美拉汀亦可使用，但 TCA 类药物应慎用。MECT 适用于老年抑郁障碍中抗抑郁药无效者，同时无严重的心、脑血管疾患；也可适用于老年抑郁的维持治疗。单药不佳的老年患者可小剂量合并使用非典型抗精神病药，如利培酮、喹硫平、阿立哌唑治疗，但应同时监测肝、肾功能以及血糖、血脂等指标，同时注意药物间的相互作用。

● 儿童：药物治疗首选舍曲林，其他 SSRIs 类药物亦可，但氟西汀及西酞普兰较为安全。对于病情危重、可能危及生命（如自杀倾向或木僵、拒食等）、采用其他治疗无效的青少年患者（12 岁以上）可采用 MECT 治疗。

● 孕期及产后妇女：重度抑郁发作的孕期及产后妇女可使用 SSRIs 类抗抑郁药物，但注意胎儿发育情况。对于药物治疗无效或不适合的重度、伴精神病性及高自杀风险的患者可选用 MECT 治疗。

3. 住院期治疗方案的执行

（1）药物治疗

1）常规治疗：按照入院治疗方案，1 周末调整药物剂量到平均有效治疗剂量，2 周末调整剂量到最大有效治疗剂量。

2）换用治疗：执行换药治疗方案。

（2）心理治疗

1）个体、家庭心理治疗：每周 1～2 次；

2）团体心理治疗：每周 3～5 次；

3）放松训练：工作日每天 1 次。

（3）物理治疗：按物理治疗疗程执行。

（4）康复治疗：工作日每天 1 次。

4. 出院前一天、出院当天治疗方案的确定

（1）出院前一天治疗方案：①药物治疗：维持药物治疗剂量。②心理治疗：出院家庭心理治疗，安排出院医嘱，提高出院治疗依从性。③物理治疗：视可继续住院期物理治疗

（2）出院当天治疗方案：①药物治疗：执行出院时治疗剂量。②心理治疗：预约心理治疗，每周 1 次。③物理治疗：预约物理治疗。

（3）入门诊急性期诊疗流程，执行出院门诊急性期治疗方案

（四）出院标准

根据既往首发抑郁障碍临床路径实施情况分析及目前首发抑郁障碍循证医学证据得出。

1. 安全风险评估　自杀风险评估、攻击风险评估、外走风险评估患者无明显自杀、攻击、外走风险。

2. 疗效标准　患者病情稳定，明显好转（与基线相比症状评估减分率≥50%）。

3. 药物副作用　药物不良反应评估，无药物不良反应，或是存在常见可耐受

药物不良反应。

4. 自知力　患者自知力完整或是恢复中，能院外继续坚持服药治疗。

5. 社会功能　患者社会功能完整，或是轻度受损。

（五）标准住院日

标准住院日：≤42 天。

（六）参考费用标准

参考费用标准：15 000～25 000 元。

（七）变异及原因分析

在临床路径实施过程中如果出现不符合路径的情况，但其发生有一定合理性，可以缩短住院天数，使患者在路径规定的时间内提前完成路径，或是可以减少住院费用，属于临床路径正变异，实施中需要另作记录，作为改进参考。以下是需要进一步分析、改进的负变异。

1. 患者和家属因素

（1）患者或家属无理由拒绝执行路径中规定的相关检查、检验或治疗项目，但不需要改变原治疗方案。

（2）因患者或家属原因导致检查、检验或治疗延迟。

（3）患者或家属要求推迟出院，导致住院时间延长或增加住院费用。

（4）患者因敏感体质致使加药缓慢或换药导致住院时间延长或增加住院费用。

（5）患者因疗效差换药导致住院时间延长或增加住院费用。

（6）患者检查中出现有临床意义的异常检查结果，需要复查或明确异常原因，但不需要改变原治疗方案，导致住院时间延长或增加住院费用。

2. 医务人员因素

（1）因医护原因出现治疗延迟。

（2）因医护原因执行医嘱延迟。

（3）因医护原因会诊延迟。

3. 系统因素　因节假日、设备故障或其他客观因素不能按时检查、检验或治疗延迟。

4. 其他因素。

（八）出径

1. 患者出现了严重的并发症，需要改变原治疗方案。
2. 患者要求出院、转院或改变治疗方式。
3. 患者症状或病情发生变化需要更改诊断。
4. 因诊断有误而需要更改诊断。
5. 患者住院日延长超过 7 天。
6. 其他因素。

第三节　抑郁障碍临床路径表单

临床路径表单是临床路径的核心内容之一。临床路径表单是以时间为横轴、以入院指导、诊断、检查、用药、治疗、护理、饮食指导、教育、出院计划等项目为纵轴的表格，分别将临床路径确定的医疗及护理任务依时间顺序、以表格清单的形式罗列出来。通过运用图表的形式，临床路径表单有助于直观反映医务人员每日诊疗工作的内容，有利于指导和规范医疗行为、确保医疗护理工作质量、提高医疗护理工作效率、控制住院时间、降低医疗成本。

临床路径表单分为医师版临床路径表单、护理版临床路径表单及患者版临床路径表单三部分。其中，医师版表单与患者版表单分别罗列了临床路径确定的每日医疗及护理工作任务，具体内容包括：①路径的主题及适用对象；②患者的一般情况，包括姓名、性别、年龄、住院号、住院日期、出院日期；③标准住院日；④规范化主要诊疗、护理工作，诊疗项目分为医嘱类和非医嘱类两种。患者版临床路径表单是用于向患者告知其需要接受的诊疗服务过程的表单。该表单以通俗易懂的语言介绍了具体的诊疗过程，包括诊疗方案、何时行哪些检查及治疗，可能出现的药物副作用、可能出现的风险及患者大致的住院时间以及预期的治疗效果和费用等信息，还告知患者及家属应该配合的工作。该表单有助于患者及家属了解诊疗过程，充分调动患者的主观能动性，使其主动参与到诊疗计划中来；通过科学的宣教及服务质量的承诺，使医患达成共识，是成功执行路径的关键所在。本书中仅列出医师版临床路径表单及患者版临床路径表单，护理版临床路径表单见本丛书中《精神科护理临床路径》。

一、首发抑郁障碍临床路径表单

（一）医师版临床路径表单

医师版临床路径表单以表格形式呈现，其中列出了从住院第1天起始，直至出院当日对入临床路径患者每日需做的工作，该表单可以指导临床医师日常的医疗工作。

首发抑郁障碍临床路径表单

适用对象：第一诊断为：ICD-10：F32　抑郁发作（F32.0 轻度抑郁发作、F32.1 中度抑郁发作、F32.2 重度抑郁发作，不伴精神病性症状、F32.8 其他抑郁发作、F32.9 抑郁发作，未特定）

患者姓名：　　性别：　　年龄：　　门诊号：　　住院号：

住院日期：　年　月　日　　出院日期：　年　月　日　　标准住院日：≤28天

时间	住院第1天	住院第2天	住院第3天
主要诊疗工作	□ 签署入径知情同意书 □ 病史采集，精神状况检查、体格检查、辅助检查 □ 临床评估，社会功能评估，社会心理因素评估，认知功能检查、人格特征及行为模式的评估、风险评估 □ 了解患者及家属关注问题，进行住院指导 □ 初步诊断，提出初步治疗计划 □ 完成首次心理治疗 □ 完成首次病程记录（入院8小时内）	□ 上级医师查房，向患者及家属进一步了解病史及病情，确定诊断，制定综合治疗方案 □ 风险评估 □ 完成入院记录（入院24小时内） □ 完成首次上级医师查房记录（入院48小时内） □ 心理及康复治疗的具体方案制定	□ 上级医师查房，向患者及家属进一步了解病史及病情，核实诊断，完善修订治疗方案 □ 风险评估 □ 完成病程记录 □ 心理及康复治疗
重点医嘱	**长期医嘱：** □ 抑郁障碍护理常规 □ 级别护理 □ 精神病护理 □ 饮食 □ 入首发抑郁障碍临床路径 □ 留陪侍人 □ 风险防范措施 □ 精神科监护 □ 抗精神病药物治疗监测 □ 抗抑郁药物及其他辅助药物 □ 改善认知功能药物 □ 物理治疗 □ 康复治疗 □ 精神科其他常用治疗	**长期医嘱：** □ 抑郁障碍护理常规 □ 级别护理 □ 精神病护理 □ 饮食 □ 入首发抑郁障碍临床路径 □ 留陪侍人 □ 风险防范措施 □ 精神科监护 □ 抗精神病药物治疗监测 □ 抗抑郁药物及其他辅助药物 □ 改善认知功能药物 □ 物理治疗 □ 康复治疗 □ 精神科其他常用治疗	**长期医嘱：** □ 抑郁障碍护理常规 □ 级别护理 □ 精神病护理 □ 饮食 □ 入首发抑郁障碍临床路径 □ 留陪侍人 □ 风险防范措施 □ 精神科监护 □ 抗精神病药物治疗监测 □ 抗抑郁药物及其他辅助药物 □ 改善认知功能药物 □ 物理治疗 □ 康复治疗 □ 精神科其他常用治疗

续表

重点医嘱	□ 依据病情需要下达 **临时医嘱：** □ 首诊精神病检查 □ 血细胞分析 □ 尿液检查 □ 粪便常规检查 □ 血生化 □ 内分泌检查 □ 感染性疾病筛查 □ 电生理检查 □ 影像学检查 □ 临床评估量表 □ 社会功能评估量表 □ 社会心理因素评估量表 □ 认知功能检查 □ 人格量表 □ 行为量表 □ 心理治疗 □ 依据病情需要下达	□ 依据病情需要下达 **临时医嘱：** □ 复查异常化验 □ 对症处理药物副作用 □ 心理治疗 □ 依据病情需要下达	□ 依据病情需要下达 **临时医嘱：** □ 复查异常化验 □ 对症处理药物副作用 □ 心理治疗 □ 依据病情需要下达
心理治疗	□ 初始访谈 □ 收集患者资料	□ 参加医师查房 □ 心理治疗	□ 参加三级医师查房 □ 诊断评估 □ 心理治疗
康复治疗		□ 适宜的康复治疗	□ 适宜的康复治疗
病情变异记录	□ 无 □ 有，原因： 1. 2.	□ 无 □ 有，原因： 1. 2.	□ 无 □ 有，原因： 1. 2.
护士签名			
医师签名			
时间	住院第 4～7 天	住院第 8～14 天	住院第 15～28 天
主要诊疗工作	□ 三级医生查房，根据病情调整治疗方案 □ 完成病程记录 □ 复查临床评估量表、社会功能评估量表 □ 风险评估	□ 三级医生查房，根据病情调整治疗方案 □ 完成病程记录 □ 复查临床评估量表、社会功能评估量表 □ 风险评估	□ 三级医生查房，根据病情调整治疗方案 □ 完成病程记录 □ 复查临床评估量表、社会功能评估量表 □ 风险评估

续表

主要诊疗工作	□ 复查血细胞分析、尿液检查、血生化、泌乳素、心电图 □ 评估辅助检查结果，结合临床随时复查有临床意义的异常项目，必要时请相关科室会诊或转诊 □ 心理治疗 □ 向患者及家属交待病情	□ 复查血细胞分析、尿液检查、血生化、泌乳素、心电图 □ 评估辅助检查结果，结合临床随时复查有临床意义的异常项目，必要时请相关科室会诊或转诊 □ 心理治疗 □ 向患者及家属交待病情	□ 复查血细胞分析、尿液检查、血生化、泌乳素、心电图 □ 评估辅助检查结果，结合临床随时复查有临床意义的异常项目，必要时请相关科室会诊或转诊 □ 心理治疗 □ 向患者及家属交待病情 □ 完成出院心理治疗
重点医嘱	**长期医嘱：** □ 抑郁障碍护理常规 □ 级别护理 □ 精神病护理 □ 饮食 □ 入首发抑郁障碍临床路径 □ 留陪侍人 □ 风险防范措施 □ 精神科监护 □ 抗精神病药物治疗监测 □ 抗抑郁药物及其他辅助药物 □ 改善认知功能药物 □ 物理治疗 □ 康复治疗 □ 精神科其他常用治疗 □ 依据病情需要下达 **临时医嘱：** □ 血细胞分析 □ 尿液检查 □ 血生化 □ 泌乳素 □ 心电图 □ 临床评估量表	**长期医嘱：** □ 抑郁障碍护理常规 □ 级别护理 □ 精神病护理 □ 饮食 □ 入首发抑郁障碍临床路径 □ 留陪侍人 □ 风险防范措施 □ 精神科监护 □ 抗精神病药物治疗监测 □ 抗抑郁药物及其他辅助药物 □ 改善认知功能药物 □ 物理治疗 □ 康复治疗 □ 精神科其他常用治疗 □ 依据病情需要下达 **临时医嘱：** □ 血细胞分析 □ 尿液检查 □ 血生化 □ 泌乳素 □ 心电图 □ 临床评估量表	**长期医嘱：** □ 抑郁障碍护理常规 □ 级别护理 □ 精神病护理 □ 饮食 □ 入首发抑郁障碍临床路径 □ 留陪侍人 □ 风险防范措施 □ 精神科监护 □ 抗精神病药物治疗监测 □ 抗抑郁药物及其他辅助药物 □ 改善认知功能药物 □ 物理治疗 □ 康复治疗 □ 精神科其他常用治疗 □ 依据病情需要下达 **临时医嘱：** □ 血细胞分析 □ 尿液检查 □ 血生化 □ 泌乳素 □ 心电图 □ 临床评估量表

续表

主要护理工作	□ 社会功能评估量表 □ 心理治疗 □ 对症处理药物副作用 □ 依据病情需要下达	□社会功能评估量表 □ 心理治疗 □ 对症处理药物副作用 □ 依据病情需要下达	□ 社会功能评估量表 □ 心理治疗 □ 对症处理药物副作用 □ 依据病情需要下达
心理治疗	□ 阶段性评估 □ 团体心理治疗 □ 各种适合的心理治疗	□ 阶段性评估 □ 团体心理治疗 □ 各种适合的心理治疗	□ 阶段性评估 □ 团体心理治疗 □ 各种适合的心理治疗
康复治疗	□ 适宜的康复治疗	□ 适宜的康复治疗	□ 适宜的康复治疗
病情变异记录	□ 无 □ 有，原因： 1. 2.	□ 无 □ 有，原因： 1. 2.	□ 无 □ 有，原因： 1. 2.
护士签名			
医师签名			

时间	拟出院前 1～2 天	出院当天
主要医疗工作	□ 复查血细胞分析、尿液检查、血生化、泌乳素、心电图（距上次检查>4 天） □ 出院前临床评估量表、社会功能评估量表、风险评估（距上次检查>4 天） □ 完成出院前心理治疗 □ 制定、安排出院后门诊随访治疗计划（急性期、巩固期） □ 安排好出院后复诊时间及预约挂号	□ 填写出院手续 □ 完成出院病历 □ 填写出院登记表 □ 强调院外随访门诊规范化诊疗流程及注意事项
重点医嘱	**长期医嘱：** □ 抑郁障碍护理常规 □ 级别护理 □ 精神病护理 □ 饮食 □ 入首发抑郁障碍临床路径 □ 留陪侍人 □ 风险防范措施 □ 精神科监护 □ 抗精神病药物治疗监测 □ 抗抑郁药物及其他辅助药物 □ 改善认知功能药物 □ 物理治疗 □ 康复治疗	**临时医嘱：** □ 今日出院 □ 依据病情需要下达

续表

重点医嘱	□ 精神科其他常用治疗 □ 依据病情需要下达 **临时医嘱：** □ 血细胞分析 □ 尿液检查 □ 血生化 □ 泌乳素 □ 心电图 □ 临床评估量表 □ 社会功能评估量表 □ 心理治疗 □ 对症处理药物副作用 □ 依据病情需要下达	
心理治疗	□ 阶段性评估 □ 出院心理评估、心理治疗小结 □ 出院后心理康复计划形成	
康复治疗	□ 适宜的康复治疗	
病情变异记录	□ 无 □ 有，原因： 1. 2.	□ 无 □ 有，原因： 1. 2.
护士签名		
医师签名		

（二）患者版临床路径表单

患者版临床路径表单也以表格形式体现，内容为入径后医师、护士及患者和家属每日所进行的相关诊疗活动，该表用于使患者了解每日的诊疗内容，便于配合医护工作，保证临床路径顺利实施。

首发抑郁障碍患者版临床路径告知单

科别：　　　姓名：　　　住院号：　　　路径名称：

日期	住院前3天		
医生的工作	□ 安排签署知情同意书及各项协议书 □ 病史采集、体格、神经系统检查、精神状况检查、风险评估等 □ 安排相关实验室、影像学等检查	□ 上级医师查房，确定诊断、制定综合治疗方案 □ 风险评估、完成入院记录及次上级医师查房记录	□ 上级医师查房，向患者及家属进一步了解病史及病情，核实诊断，完善修订治疗方案

续表

医生的工作	□ 安排症状、社会心理因素测评等 □ 初步诊断，提出初步治疗计划 □ 进行住院指导、完成首次心理治疗 □ 完成首次病程记录（入院 8 小时内）	□ 安排完善各项检查，查看化验结果，及时处理有临床意义的异常结果，并向患者或家属说明各项检查结果 □ 按需安排心理治疗、物理治疗	□ 风险评估 □ 完成病程记录
护士的工作	□ 费用讲解、诊疗安排告知 □ 护理评估、护理量表、制订护理计划 □ 级别护理、入院宣传教育、执行治疗方案 □ 观察进食和睡眠情况、患者安全和治疗情况、患者用药情况及药物不良反应，评估治疗依从性 □ 床边查房、安全检查、室内监护、心理护理、保证入量、清洁卫生 □ 睡眠护理、书写记录、床旁交接班	□ 评估病情变化、调整护理计划 □ 级别护理、执行治疗方案 □ 观察进食和睡眠情况、患者安全和治疗情况、患者用药情况及药物不良反应，评估治疗依从性 □ 床边查房、安全检查、室内监护、心理护理 □ 健康教育、行为康复训练、保证入量、清洁卫生、睡眠护理、书写记录、床旁交接班	□ 评估病情变化、调整护理计划 □ 级别护理、执行治疗方案 □ 观察进食和睡眠情况、患者安全和治疗情况、患者用药情况、药物不良反应，评估治疗依从性 □ 床边查房、安全检查、室内监护、心理护理 □ 健康教育、行为康复训练、保证入量、清洁卫生、睡眠护理、书写记录、床旁交接班
患者及家属的工作	□ 签署知情同意书及各项协议书 □ 了解相关费用，配合医护完成病史采集、精神状况检查及相关检查 □ 配合医护完成风险及症状学、社会心理因素测查以及护理评估等 □ 配合医护宣教工作，了解疾病相关知识、诊疗计划及预期结局 □ 配合医护完成首次心理治疗 □ 开放病区家属履行安全陪护职责 □ 遵守医院各项制度	□ 配合各项检查及治疗 □ 及时反映病情变化及相关问题 □ 理解治疗情况 □ 及时与医护沟通，配合处理各类医疗相关问题 □ 配合心理评估、治疗及物理治疗 □ 配合健康教育、行为康复训练 □ 开放病区家属履行安全陪护职责 □ 对开放病区有冲动伤人及不能配合治疗的患者，家属应配合及时转入封闭病区 □ 患者并发严重躯体疾病需要及时治疗的，家属应配合及时转科或转院治疗 □ 遵守医院各项制度	□ 配合各项检查及治疗 □ 及时反映病情变化及相关问题、理解治疗情况 □ 及时与医护沟通，配合处理各类医疗相关问题 □ 配合心理评估及治疗及物理治疗 □ 配合健康教育、行为康复训练 □ 开放病区家属履行安全陪护职责 □ 遵守医院各项制度

日期	住院第 4 天～出院前 2 天	拟出院前 1～2 天	出院当天
医生的工作	□ 三级医生查房，根据病情、实验室检查及评估调整治疗方案 □ 完成病程记录 □ 按路径相关要求复查相关检查及评估	□ 出院前安排相关检查、病情评估、完成出院前心理治疗 □ 制定、安排出院后门诊随访及治疗计划（急性期、巩固期、维持期）	□ 填写出院手续 □ 完成出院病历 □ 填写出院登记表 □ 强调院外执行门诊随访计划、治疗方案及注意事项

续表

医生的工作	□ 评估检查结果，及时复查有临床意义的异常项目，必要时请相关科室会诊，执行会诊意见或转诊 □ 向患者及家属交待病情		
护士的工作	□ 护理量表、评估病情变化 □ 调整及执行护理计划 □ 级别护理、执行治疗方案 □ 观察患者进食和睡眠情况、安全和治疗情况、用药情况及药物不良反应。评估治疗依从性 □ 床边查房、安全检查、室内监护、心理护理、健康教育、行为康复训练 □ 保证入量、清洁卫生、睡眠护理、书写记录、床旁交接班	□ 护理量表、评估病情变化 □ 调整及执行护理计划、级别护理 □ 执行治疗方案 □ 观察患者进食和睡眠情况、安全和治疗情况、用药情况及药物不良反应。评估治疗依从性 □ 床边查房、安全检查、室内监护、心理护理、健康教育、行为康复训练 □ 保证入量、清洁卫生、睡眠护理、书写记录、床旁交接班	□ 病人满意度 □ 出院护理指导
患者及家属的工作	□ 配合各项检查及治疗 □ 及时反映病情变化 □ 理解治疗情况 □ 及时与医护沟通 □ 配合处理各类医疗相关问题 □ 了解检查及测评结果 □ 配合会诊并执行会诊意见 □ 配合心理评估及治疗、物理治疗 □ 配合健康教育、行为康复训练 □ 对开放病区有冲动伤人及不能配合治疗的患者，家属应配合及时转入封闭病区 □ 患者并发严重躯体疾病需要及时治疗的，家属应配合及时转科或转院治疗 □ 封闭病区按要求探视患者、积极与医护沟通 □ 遵守医院各项制度	□ 配合完成出院前复查及心理评估 □ 了解目前治疗情况 □ 配合完成出院前心理治疗 □ 了解出院后随访及治疗计划	□ 办理出院手续 □ 知晓随访日期及随访治疗计划

二、复发抑郁障碍临床路径表单

（一）医师版临床路径表单

复发抑郁障碍临床路径表单

适用对象：第一诊断为：ICD-10　F33 复发性抑郁障碍（F33.0 复发性抑郁障碍，目前为轻度发作、F33.1 复发性抑郁障碍，目前为中度发作、F33.2 复发性抑郁障碍，目前为不伴精神病性症状的重度发作、F33.4 复发性抑郁障碍，目前为缓解状态、F33.8 其他复发性抑郁障碍、F33.9 复发性抑郁障碍，未特定）

患者姓名：　　　性别：　　　年龄：　　　门诊号：　　　住院号：

住院日期：　年　月　日　　　出院日期：　年　月　日　　　标准住院日：≤42 天

时间	住院第 1 天	住院第 2 天	住院第 3 天
主要诊疗工作	□ 签署知情同意书及各项协议书 □ 病史采集，体格、神经系统检查，精神状况检查 □ 临床评估，社会功能评估，社会心理因素评估，认知功能检查、人格特征及行为模式的评估、风险评估 □ 了解患者及家属关注问题、进行住院指导 □ 初步诊断，提出初步治疗计划 □ 完成首次心理治疗 □ 完成首次病程记录（入院 8 小时内）	□ 上级医师查房，向患者及家属进一步了解病史及病情，确定诊断、制定综合治疗方案 □ 风险评估 □ 完成入院记录（入院 24 小时内） □ 完成首次上级医师查房记录（入院 48 小时内） □ 心理及康复治疗方案的具体制定	□ 上级医师查房，向患者及家属进一步了解病史及病情，核实诊断，完善修订治疗方案 □ 风险评估 □ 完成病程记录 □ 心理及康复治疗
重点医嘱	**长期医嘱：** □ 抑郁障碍护理常规 □ 级别护理 □ 精神病护理 □ 饮食 □ 入首发抑郁障碍临床路径 □ 留陪侍人 □ 风险防范措施 □ 精神科监护 □ 抗精神病药物治疗监测 □ 抗抑郁药物及其他辅助药物 □ 改善认知功能药物 □ 物理治疗 □ 康复治疗 □ 精神科其他常用治疗 □ 依据病情需要下达	**长期医嘱：** □ 抑郁障碍护理常规 □ 级别护理 □ 精神病护理 □ 饮食 □ 入首发抑郁障碍临床路径 □ 留陪侍人 □ 风险防范措施 □ 精神科监护 □ 抗精神病药物治疗监测 □ 抗抑郁药物及其他辅助药物 □ 改善认知功能药物 □ 物理治疗 □ 康复治疗 □ 精神科其他常用治疗 □ 依据病情需要下达	**长期医嘱：** □ 抑郁障碍护理常规 □ 级别护理 □ 精神病护理 □ 饮食 □ 入首发抑郁障碍临床路径 □ 留陪侍人 □ 风险防范措施 □ 精神科监护 □ 抗精神病药物治疗监测 □ 抗抑郁药物及其他辅助药物 □ 改善认知功能药物 □ 物理治疗 □ 康复治疗 □ 精神科其他常用治疗 □ 依据病情需要下达

续表

重点医嘱	**临时医嘱：** ☐ 首诊精神病检查 ☐ 血细胞分析 ☐ 尿液检查 ☐ 粪便常规检查 ☐ 血生化 ☐ 内分泌检查 ☐ 感染性疾病筛查 ☐ 电生理检查 ☐ 影像学检查 ☐ 临床评估量表 ☐ 社会功能评估量表 ☐ 社会心理因素评估量表 ☐ 认知功能检查 ☐人格量表 ☐行为量表 ☐ 心理治疗 ☐ 依据病情需要下达	**临时医嘱：** ☐ 复查异常化验 ☐ 对症处理药物副作用 ☐ 心理治疗 ☐ 依据病情需要下达	**临时医嘱：** ☐ 复查异常化验 ☐ 对症处理药物副作用 ☐ 心理治疗 ☐ 依据病情需要下达
心理治疗	☐ 初始访谈 ☐ 收集患者资料	☐ 参加医师查房 ☐ 心理治疗	☐ 参加三级医师查房 ☐ 诊断评估 ☐ 心理治疗
康复治疗		☐ 适宜的康复治疗	☐ 适宜的康复治疗
病情变异记录	☐ 无　☐ 有，原因： 1. 2.	☐ 无　☐ 有，原因： 1. 2.	☐ 无　☐ 有，原因： 1. 2.
护士签名			
医师签名			
时间	住院第 4～7 天	住院第 8～14 天	住院第 15～42 天
主要诊疗工作	☐ 三级医生查房，根据病情调整治疗方案 ☐ 完成病程记录 ☐ 复查临床评估量表、社会功能评估量表 ☐ 风险评估 ☐ 复查血细胞分析、尿液检查、血生化、泌乳素、心电图	☐ 三级医生查房，根据病情调整治疗方案 ☐ 完成病程记录 ☐ 复查临床评估量表、社会功能评估量表 ☐ 风险评估 ☐ 复查血细胞分析、尿液检查、血生化、泌乳素、心电图	☐ 三级医生查房，根据病情调整治疗方案 ☐ 完成病程记录 ☐ 复查临床评估量表、社会功能评估量表 ☐ 风险评估 ☐ 复查血细胞分析、尿液检查、血生化、泌乳素、心电图

续表

主要诊疗工作	□ 评估辅助检查结果，结合临床随时复查有临床意义的异常项目，必要时请相关科室会诊或转诊 □ 向患者及家属交待病情	□ 评估辅助检查结果，结合临床随时复查有临床意义的异常项目，必要时请相关科室会诊或转诊 □ 向患者及家属交待病情	□ 评估辅助检查结果,结合临床随时复查有临床意义的异常项目,必要时请相关科室会诊或转诊 □ 向患者及家属交待病情
重点医嘱	**长期医嘱：** □ 抑郁障碍护理常规 □ 级别护理 □ 精神病护理 □ 饮食 □ 入首发抑郁障碍临床路径 □ 留陪侍人 □ 风险防范措施 □ 精神科监护 □ 抗精神病药物治疗监测 □ 抗抑郁药物及其他辅助药物 □ 改善认知功能药物 □ 物理治疗 □ 康复治疗 □ 精神科其他常用治疗 □ 依据病情需要下达 **临时医嘱：** □ 血细胞分析 □ 尿液检查 □ 血生化 □ 泌乳素 □ 心电图 □ 临床评估量表 □ 社会功能评估量表 □ 心理治疗 □ 对症处理药物副作用 □ 依据病情需要下达	**长期医嘱：** □ 抑郁障碍护理常规 □ 级别护理 □ 精神病护理 □ 饮食 □ 入首发抑郁障碍临床路径 □ 留陪侍人 □ 风险防范措施 □ 精神科监护 □ 抗精神病药物治疗监测 □ 抗抑郁药物及其他辅助药物 □ 改善认知功能药物 □ 物理治疗 □ 康复治疗 □ 精神科其他常用治疗 □ 依据病情需要下达 **临时医嘱：** □ 血细胞分析 □ 尿液检查 □ 血生化 □ 泌乳素 □ 心电图 □ 临床评估量表 □ 社会功能评估量表 □ 心理治疗 □ 对症处理药物副作用 □ 依据病情需要下达	**长期医嘱：** □ 抑郁障碍护理常规 □ 级别护理 □ 精神病护理 □ 饮食 □ 入首发抑郁障碍临床路径 □ 留陪侍人 □ 风险防范措施 □ 精神科监护 □ 抗精神病药物治疗监测 □ 抗抑郁药物及其他辅助药物 □ 改善认知功能药物 □ 物理治疗 □ 康复治疗 □ 精神科其他常用治疗 □ 依据病情需要下达 **临时医嘱：** □ 血细胞分析 □ 尿液检查 □ 血生化 □ 泌乳素 □ 心电图 □ 临床评估量表 □ 社会功能评估量表 □ 心理治疗 □ 对症处理药物副作用 □ 依据病情需要下达
心理治疗	□ 阶段性评估 □ 团体心理治疗 □ 各种适合的心理治疗	□ 阶段性评估 □ 团体心理治疗 □ 各种适合的心理治疗	□ 阶段性评估 □ 团体心理治疗 □ 各种适合的心理治疗
康复治疗	□ 适宜的康复治疗	□ 适宜的康复治疗	□ 适宜的康复治疗
病情变异记录	□ 无 □ 有，原因： 1. 2.	□ 无 □ 有，原因： 1. 2.	□ 无 □ 有，原因： 1. 2.
护士签名			
医师签名			

续表

时间	拟出院前 1～2 天	出院当天
主要医疗工作	□ 复查血细胞分析、尿液检查、血生化、泌乳素、心电图（距上次检查＞4 天） □ 出院前临床评估量表、社会功能评估量表、风险评估（距上次检查＞4 天） □ 完成出院前心理治疗 □ 制定、安排出院后门诊随访治疗计划（急性期、巩固期） □ 安排好出院后复诊时间及预约挂号	□ 填写出院手续 □ 完成出院病历 □ 填写出院登记表 □ 强调院外随访门诊规范化诊疗流程及注意事项
重点医嘱	**长期医嘱：** □ 抑郁障碍护理常规 □ 级别护理 □ 精神病护理 □ 饮食 □ 入首发抑郁障碍临床路径 □ 留陪侍人 □ 风险防范措施 □ 精神科监护 □ 抗精神病药物治疗监测 □ 抗抑郁药物及其他辅助药物 □ 改善认知功能药物 □ 物理治疗 □ 康复治疗 □ 精神科其他常用治疗 □ 依据病情需要下达 **临时医嘱：** □ 血细胞分析 □ 尿液检查 □ 血生化 □ 泌乳素 □ 心电图 □ 临床评估量表 □ 社会功能评估量表 □ 心理治疗 □ 对症处理药物副作用 □ 依据病情需要下达	**临时医嘱：** □ 今日出院 □ 依据病情需要下达
心理治疗	□ 阶段性评估 □ 出院心理评估、心理治疗小结 □ 出院后心理康复计划形成	

续表

康复治疗	□ 适宜的康复治疗	
病情变异记录	□ 无 □ 有，原因： 1. 2.	□ 无 □ 有，原因： 1. 2.
护士签名		
医师签名		

（二）患者版临床路径表单

复发抑郁障碍患者版临床路径告知单

科别： 姓名： 住院号： 路径名称：

日期	住院前3天		
医生的工作	□ 安排签署知情同意书及各项协议书 □ 病史采集、体格、神经系统检查、精神状况检查、风险评估等 □ 安排相关实验室、影像学等检查 □ 安排症状、社会心理因素测评等 □ 初步诊断，提出初步治疗计划 □ 进行住院指导、完成首次心理治疗 □ 完成首次病程记录（入院 8 小时内）	□ 上级医师查房，确定诊断、制定综合治疗方案 □ 风险评估、完成入院记录及次上级医师查房记录 □ 安排完善各项检查，查看化验结果，及时处理有临床意义的异常结果，并向患者或家属说明各项检查结果 □ 按需安排心理治疗、物理治疗	□ 上级医师查房，向患者及家属进一步了解病史及病情，核实诊断，完善修订治疗方案 □ 风险评估 □ 完成病程记录
护士的工作	□ 费用讲解、诊疗安排告知 □ 护理评估、护理量表、制订护理计划	□ 评估病情变化、调整护理计划 □ 级别护理、执行治疗方案	□ 评估病情变化、调整护理计划 □ 级别护理、执行治疗方案
护士的工作	□ 级别护理、入院宣传教育、执行治疗方案 □ 观察进食和睡眠情况、患者安全和治疗情况、患者用药情况及药物不良反应，评估治疗依从性 □ 床边查房、安全检查、室内监护、心理护理、保证入量、清洁卫生 □ 睡眠护理、书写记录、床旁交接班	□ 观察进食和睡眠情况、患者安全和治疗情况、患者用药情况及药物不良反应，评估治疗依从性 □ 床边查房、安全检查、室内监护、心理护理 □ 健康教育、行为康复训练、保证入量、清洁卫生、睡眠护理、书写记录、床旁交接班	□ 观察进食和睡眠情况、患者安全和治疗情况、患者用药情况及药物不良反应，评估治疗依从性 □ 床边查房、安全检查、室内监护、心理护理 □ 健康教育、行为康复训练、保证入量、清洁卫生、睡眠护理、书写记录、床旁交接班

续表

患者及家属的工作	□ 签署知情同意书及各项协议书 □ 了解相关费用配合医护完成病史采集，精神状况检查及相关检查 □ 配合医护完成风险及症状学、社会心理因素测查以及护理评估等 □ 配合医护宣教工作，了解疾病相关知识、诊疗计划及预期结局 □ 配合医护完成首次心理治疗 □ 开放病区家属履行安全陪护职责 □ 遵守医院各项制度	□ 配合各项检查及治疗 □ 及时反映病情变化及相关问题 □ 理解治疗情况 □ 及时与医护沟通，配合处理各类医疗相关问题 □ 配合心理评估、治疗及物理治疗 □ 配合健康教育、行为康复训练 □ 开放病区家属履行安全陪护职责 □ 对开放病区有冲动伤人及不能配合治疗的患者，家属应配合及时转入封闭病区 □ 患者并发严重躯体疾病需要及时治疗的，家属应配合及时转科或转院治疗 □ 遵守医院各项制度	□ 配合各项检查及治疗 □ 及时反映病情变化及相关问题 □ 理解治疗情况 □ 及时与医护沟通，配合处理各类医疗相关问题 □ 配合心理评估及治疗及物理治疗 □ 配合健康教育、行为康复训练 □ 开放病区家属履行安全陪护职责 □ 遵守医院各项制度
日期	住院第 4 天～出院前 2 天	拟出院前 1～2 天	出院当天
医生的工作	□ 三级医生查房，根据病情、实验室检查及评估调整治疗方案 □ 完成病程记录 □ 按路径相关要求复查相关检查及评估 □ 评估检查结果，及时复查有临床意义的异常项目，必要时请相关科室会诊，执行会诊意见或转诊 □ 向患者及家属交待病情	□ 出院前安排相关检查、病情评估、完成出院前心理治疗 □ 制定、安排出院后门诊随访及治疗计划（急性期、巩固期、维持期）	□ 填写出院手续 □ 完成出院病历 □ 填写出院登记表 □ 强调院外执行门诊随访计划、治疗方案及注意事项
护士的工作	□ 护理量表、评估病情变化 □ 调整及执行护理计划 □ 级别护理、执行治疗方案 □ 观察患者进食和睡眠情况、安全和治疗情况、用药情况及药物不良反应。评估治疗依从性	□ 护理量表、评估病情变化 □ 调整及执行护理计划、级别护理 □ 执行治疗方案 □ 观察患者进食和睡眠情况、安全和治疗情况、用药情况及药物不良反应。评估治疗依从性	□ 病人满意度 □ 出院护理指导
护士的工作	□ 床边查房、安全检查、室内监护、心理护理、健康教育、行为康复训练 □ 保证入量、清洁卫生、睡眠护理、书写记录、床旁交接班	□ 床边查房、安全检查、室内监护、心理护理、健康教育、行为康复训练 □ 保证入量、清洁卫生、睡眠护理、书写记录、床旁交接班	

续表

患者及家属的工作	□ 配合各项检查及治疗 □ 及时反映病情变化 □ 理解治疗情况 □ 及时与医护沟通 □ 配合处理各类医疗相关问题 □ 了解检查及测评结果 □ 配合会诊并执行会诊意见 □ 配合心理评估及治疗、物理治疗 □ 配合健康教育、行为康复训练 □ 对开放病区有冲动伤人及不能配合治疗的患者，家属应配合及时转入封闭病区 □ 患者并发严重躯体疾病需要及时治疗的，家属应配合及时转科或转院治疗 □ 封闭病区按要求探视患者、积极与医护沟通 □ 遵守医院各项制度	□ 配合完成出院前复查及心理评估 □ 了解目前治疗情况 □ 配合完成出院前心理治疗 □ 了解出院后随访及治疗计划	□ 办理出院手续 □ 知晓随访日期及随访治疗计划

三、疑难危重抑郁障碍临床路径表单

（一）医师版临床路径表单

疑难、危重抑郁障碍临床路径表单

适用对象：第一诊断为：ICD-10　F32.3 重度抑郁发作，伴精神病性症状、F33.3 复发性抑郁障碍，目前为伴精神病性症状的重度发作，或第一诊断为 ICD-10 F32、F33 同时符合以下情况之一：①伴木僵；②有自伤自杀行为（近 1 个月内），或强烈的自杀观念（自杀观念单项评分≥2）且不能配合治疗的患者；③伴兴奋躁动及冲动攻击行为，或有潜在攻击冲动风险且不能配合治疗的患者；④系统规范药物治疗 4～6 周而未达临床缓解（症状评估减分率≤30%）

患者姓名：　　　性别：　　　年龄：　　　门诊号：　　　住院号：

住院日期：　　年　　月　　日　　　出院日期：　　年　　月　　日　　　标准住院日：≤56 天

时间	住院第 1 天	住院第 2 天	住院第 3 天
主要诊疗工作	□ 签署知情同意书及各项协议书 □ 病史采集，体格、神经系统检查，精神状况检查	□ 上级医师查房，向患者及家属进一步了解病史及病情，确定诊断、制定综合治疗方案 □ 风险评估	□ 上级医师查房，向患者及家属进一步了解病史及病情，核实诊断，完善修订治疗方案

续表

主要诊疗工作	□ 临床评估，社会功能评估，社会心理因素评估，认知功能检查、人格特征及行为模式的评估、风险评估 □ 了解患者及家属关注问题、进行住院指导 □ 初步诊断，提出初步治疗计划 □ 完成首次心理治疗 □ 完成首次病程记录（入院 8 小时内）	□ 完成入院记录（入院 24 小时内） □ 完成首次上级医师查房记录（入院 48 小时内） □ 心理及康复治疗的具体方案制定	□ 风险评估 □ 完成病程记录 □ 心理及康复治疗
重点医嘱	**长期医嘱：** □ 抑郁障碍护理常规 □ 级别护理 □ 精神病护理 □ 饮食 □ 入首发抑郁障碍临床路径 □ 留陪侍人 □ 风险防范措施 □ 精神科监护 □ 抗精神病药物治疗监测 □ 抗抑郁药物及其他辅助药物 □ 改善认知功能药物 □ 物理治疗 □ 康复治疗 □ 精神科其他常用治疗 □ 依据病情需要下达 **临时医嘱：** □ 首诊精神病检查 □ 血细胞分析 □ 尿液检查 □ 粪便常规检查 □ 血生化 □ 内分泌检查 □ 感染性疾病筛查 □ 电生理检查 □ 影像学检查 □ 临床评估量表 □ 社会功能评估量表 □ 社会心理因素评估量表 □ 认知功能检查 □ 人格量表 □ 行为量表 □ 心理治疗 □ 依据病情需要下达	**长期医嘱：** □ 抑郁障碍护理常规 □ 级别护理 □ 精神病护理 □ 饮食 □ 入首发抑郁障碍临床路径 □ 留陪侍人 □ 风险防范措施 □ 精神科监护 □ 抗精神病药物治疗监测 □ 抗抑郁药物及其他辅助药物 □ 改善认知功能药物 □ 物理治疗 □ 康复治疗 □ 精神科其他常用治疗 □ 依据病情需要下达 **临时医嘱：** □ 复查异常化验 □ 对症处理药物副作用 □ 心理治疗 □ 依据病情需要下达	**长期医嘱：** □ 抑郁障碍护理常规 □ 级别护理 □ 精神病护理 □ 饮食 □ 入首发抑郁障碍临床路径 □ 留陪侍人 □ 风险防范措施 □ 精神科监护 □ 抗精神病药物治疗监测 □ 抗抑郁药物及其他辅助药物 □ 改善认知功能药物 □ 物理治疗 □ 康复治疗 □ 精神科其他常用治疗 □ 依据病情需要下达 **临时医嘱：** □ 复查异常化验 □ 对症处理药物副作用 □ 心理治疗 □ 依据病情需要下达

续表

心理治疗	□ 初始访谈 □ 收集患者资料	□ 参加医师查房 □ 心理治疗	□ 参加三级医师查房 □ 诊断评估 □ 心理治疗
康复治疗		□ 适宜的康复治疗	□ 适宜的康复治疗
病情变异记录	□ 无 □ 有，原因： 1. 2.	□ 无 □ 有，原因： 1. 2.	□ 无 □ 有，原因： 1. 2.
护士签名			
医师签名			
时间	住院第4～7天	住院第8～14天	住院第15～56天
主要诊疗工作	□ 三级医生查房，根据病情调整治疗方案 □ 完成病程记录 □ 复查临床评估量表、社会功能评估量表 □ 风险评估 □ 复查血细胞分析、尿液检查、血生化、泌乳素、心电图 □ 评估辅助检查结果，结合临床随时复查有临床意义的异常项目，必要时请相关科室会诊或转诊 □ 向患者及家属交待病情	□ 三级医生查房，根据病情调整治疗方案 □ 完成病程记录 □ 复查临床评估量表、社会功能评估量表 □ 风险评估 □ 复查血细胞分析、尿液检查、血生化、泌乳素、心电图 □评估辅助检查结果，结合临床随时复查有临床意义的异常项目，必要时请相关科室会诊或转诊 □ 向患者及家属交待病情	□ 三级医生查房，根据病情调整治疗方案 □ 完成病程记录 □ 复查临床评估量表、社会功能评估量表 □ 风险评估 □ 复查血细胞分析、尿液检查、血生化、泌乳素、心电图 □ 评估辅助检查结果，结合临床随时复查有临床意义的异常项目，必要时请相关科室会诊或转诊 □ 向患者及家属交待病情
重点医嘱	**长期医嘱：** □ 抑郁障碍护理常规 □ 级别护理 □ 精神病护理 □ 饮食 □ 入首发抑郁障碍临床路径 □ 留陪侍人 □ 风险防范措施 □ 精神科监护 □ 抗精神病药物治疗监测 □ 抗抑郁药物及其他辅助药物 □ 改善认知功能药物	**长期医嘱：** □ 抑郁障碍护理常规 □ 级别护理 □ 精神病护理 □ 饮食 □ 入首发抑郁障碍临床路径 □ 留陪侍人 □ 风险防范措施 □ 精神科监护 □ 抗精神病药物治疗监测 □ 抗抑郁药物及其他辅助药物 □ 改善认知功能药物	**长期医嘱：** □ 抑郁障碍护理常规 □ 级别护理 □ 精神病护理 □ 饮食 □ 入首发抑郁障碍临床路径 □ 留陪侍人 □ 风险防范措施 □ 精神科监护 □ 抗精神病药物治疗监测 □ 抗抑郁药物及其他辅助药物 □ 改善认知功能药物

续表

重点医嘱	□ 物理治疗 □ 康复治疗 □ 精神科其他常用治疗 □ 依据病情需要下达 **临时医嘱：** □ 血细胞分析 □ 尿液检查 □ 血生化 □ 泌乳素 □ 心电图 □ 临床评估量表 □ 社会功能评估量表 □ 心理治疗 □ 对症处理药物副作用 □ 依据病情需要下达	□ 物理治疗 □ 康复治疗 □ 精神科其他常用治疗 □ 依据病情需要下达 **临时医嘱：** □ 血细胞分析 □ 尿液检查 □ 血生化 □ 泌乳素 □ 心电图 □ 临床评估量表 □ 社会功能评估量表 □ 心理治疗 □ 对症处理药物副作用 □ 依据病情需要下达	□ 物理治疗 □ 康复治疗 □ 精神科其他常用治疗 □ 依据病情需要下达 **临时医嘱：** □ 血细胞分析 □ 尿液检查 □ 血生化 □ 泌乳素 □ 心电图 □ 临床评估量表 □ 社会功能评估量表 □ 心理治疗 □ 对症处理药物副作用 □ 依据病情需要下达
心理治疗	□ 阶段性评估 □ 团体心理治疗 □ 各种适合的心理治疗	□ 阶段性评估 □ 团体心理治疗 □ 各种适合的心理治疗	□ 阶段性评估 □ 团体心理治疗 □ 各种适合的心理治疗
康复治疗	□ 适宜的康复治疗	□ 适宜的康复治疗	□ 适宜的康复治疗
病情变异记录	□ 无　□ 有，原因： 1. 2.	□ 无　□ 有，原因： 1. 2.	□ 无　□ 有，原因： 1. 2.
护士签名			
医师签名			

时间	拟出院前 1～2 天	出院当天
主要医疗工作	□ 复查血细胞分析、尿液检查、血生化、泌乳素、心电图（距上次检查>4 天） □ 出院前临床评估量表、社会功能评估量表、风险评估（距上次检查>4 天） □ 完成出院前心理治疗 □ 制定、安排出院后门诊随访治疗计划（急性期、巩固期） □ 安排好出院后复诊时间及预约挂号	□ 填写出院手续 □ 完成出院病历 □ 填写出院登记表 □ 强调院外随访门诊规范化诊疗流程及注意事项
重点医嘱	**长期医嘱：** □ 抑郁障碍护理常规 □ 级别护理 □ 精神病护理 □ 饮食	**临时医嘱：** □ 今日出院 □ 依据病情需要下达

续表

重点医嘱	□ 入首发抑郁障碍临床路径 □ 留陪侍人 □ 风险防范措施 □ 精神科监护 □ 抗精神病药物治疗监测 □ 抗抑郁药物及其他辅助药物 □ 改善认知功能药物 □ 物理治疗 □ 康复治疗 □ 精神科其他常用治疗 □ 依据病情需要下达 **临时医嘱：** □ 血细胞分析 □ 尿液检查 □ 血生化 □ 泌乳素 □ 心电图 □ 临床评估量表 □ 社会功能评估量表 □ 心理治疗 □ 对症处理药物副作用 □ 依据病情需要下达	
心理治疗	□ 阶段性评估 □ 出院心理评估、心理治疗小结 □ 出院后心理康复计划形成	
康复治疗	□ 适宜的康复治疗	
病情变异记录	□ 无 □ 有，原因： 1. 2.	□ 无 □ 有，原因： 1. 2.
护士签名		
医师签名		

（二）患者版临床路径表单

疑难危重抑郁障碍患者版临床路径告知单

科别：　　　姓名：　　　住院号：　　　路径名称：

日期	住院前3天		
医生的工作	□ 安排签署知情同意书及各项协议书 □ 病史采集、体格、神经系统检查、精神状况检查、风险评估等 □ 安排相关实验室、影像学等检查 □ 安排症状、社会心理因素测评等 □ 初步诊断，提出初步治疗计划 □ 进行住院指导、完成首次心理治疗 □ 完成首次病程记录（入院8小时内）	□ 上级医师查房，确定诊断、制定综合治疗方案 □ 风险评估、完成入院记录及次上级医师查房记录 □ 安排完善各项检查，查看化验结果，及时处理有临床意义的异常结果，并向患者或家属说明各项检查结果 □ 按需安排心理治疗、物理治疗	□ 上级医师查房，向患者及家属进一步了解病史及病情，核实诊断，完善修订治疗方案 □ 风险评估 □ 完成病程记录
护士的工作	□ 费用讲解、诊疗安排告知 □ 护理评估、护理量表、制订护理计划 □ 级别护理、入院宣传教育、执行治疗方案 □ 观察进食和睡眠情况、患者安全和治疗情况、患者用药情况及药物不良反应，评估治疗依从性 □ 床边查房、安全检查、室内监护、心理护理、保证人量、清洁卫生 □ 睡眠护理、书写记录、床旁交接班	□ 评估病情变化、调整护理计划 □ 级别护理、执行治疗方案 □ 观察进食和睡眠情况、患者安全和治疗情况、患者用药情况及药物不良反应，评估治疗依从性 □ 床边查房、安全检查、室内监护、心理护理 □ 健康教育、行为康复训练、保证入量、清洁卫生、睡眠护理、书写记录、床旁交接班	□ 评估病情变化、调整护理计划 □ 级别护理、执行治疗方案 □ 观察进食和睡眠情况、患者安全和治疗情况、患者用药情况及药物不良反应，评估治疗依从性 □ 床边查房、安全检查、室内监护、心理护理 □ 健康教育、行为康复训练、保证入量、清洁卫生、睡眠护理、书写记录、床旁交接班
患者及家属的工作	□ 签署知情同意书及各项协议书 □ 了解相关费用配合医护完成病史采集，精神状况检查及相关检查 □ 配合医护完成风险及症状学、社会心理因素测查以及护理评估等 □ 配合医护宣教工作，了解疾病相关知识、诊疗计划及预期结局 □ 配合医护完成首次心理治疗 □ 开放病区家属履行安全陪护职责 □ 遵守医院各项制度	□ 配合各项检查及治疗 □ 及时反映病情变化及相关问题 □ 理解治疗情况 □ 及时与医护沟通，配合处理各类医疗相关问题 □ 配合心理评估、治疗及物理治疗 □ 配合健康教育、行为康复训练 □ 开放病区家属履行安全陪护职责 □ 对开放病区有冲动伤人及不能配合治疗的患者，家属应配合及时转入封闭病区 □ 患者并发严重躯体疾病需要及时治疗的，家属应配合及时转科或转院治疗 □ 遵守医院各项制度	□ 配合各项检查及治疗 □ 及时反映病情变化及相关问题、理解治疗情况 □ 及时与医护沟通，配合处理各类医疗相关问题 □ 配合心理评估及治疗及物理治疗 □ 配合健康教育、行为康复训练 □ 开放病区家属履行安全陪护职责 □ 遵守医院各项制度

续表

日期	住院第4天～出院前2天	拟出院前1～2天	出院当天
医生的工作	□ 三级医生查房，根据病情、实验室检查及评估调整治疗方案 □ 完成病程记录 □ 按路径相关要求复查相关检查及评估 □ 评估检查结果，及时复查有临床意义的异常项目，必要时请相关科室会诊，执行会诊意见或转诊 □ 向患者及家属交待病情	□ 出院前安排相关检查、病情评估、完成出院前心理治疗 □ 制定、安排出院后门诊随访及治疗计划（急性期、巩固期、维持期）	□ 填写出院手续 □ 完成出院病历 □ 填写出院登记表 □ 强调院外执行门诊随访计划、治疗方案及注意事项
护士的工作	□ 护理量表、评估病情变化 □ 调整及执行护理计划 □ 级别护理、执行治疗方案 □ 观察患者进食和睡眠情况、安全和治疗情况、用药情况及药物不良反应。评估治疗依从性 □ 床边查房、安全检查、室内监护、心理护理、健康教育、行为康复训练 □ 保证入量、清洁卫生、睡眠护理、书写记录、床旁交接班	□ 护理量表、评估病情变化 □ 调整及执行护理计划、级别护理 □ 执行治疗方案 □ 观察患者进食和睡眠情况、安全和治疗情况、用药情况及药物不良反应。评估治疗依从性 □ 床边查房、安全检查、室内监护、心理护理、健康教育、行为康复训练 □ 保证入量、清洁卫生、睡眠护理、书写记录、床旁交接班	□ 病人满意度 □ 出院护理指导
患者及家属的工作	□ 配合各项检查及治疗 □ 及时反映病情变化 □ 理解治疗情况 □ 及时与医护沟通 □ 配合处理各类医疗相关问题	□ 配合完成出院前复查及心理评估 □ 了解目前治疗情况 □ 配合完成出院前心理治疗 □ 了解出院后随访及治疗计划	□ 办理出院手续 □ 知晓随访日期及随访治疗计划
患者及家属的工作	□ 了解检查及测评结果 □ 配合会诊并执行会诊意见 □ 配合心理评估及治疗、物理治疗 □ 配合健康教育、行为康复训练 □ 对开放病区有冲动伤人及不能配合治疗的患者，家属应配合及时转入封闭病区 □ 患者并发严重躯体疾病需要及时治疗的，家属应配合及时转科或转院治疗 □ 封闭病区按要求探视患者、积极与医护沟通 □ 遵守医院各项制度		

四、伴躯体疾病抑郁障碍临床路径表单

（一）医师版临床路径表单

伴躯体疾病抑郁障碍临床路径表单

适用对象：第一诊断为：ICD-10 F32 抑郁发作、F33 复发性抑郁障碍，伴有需要特殊检查或处理且影响第一诊断临床路径流程实施及增加住院费用、延长住院日的躯体疾病

患者姓名：　　　性别：　　　年龄：　　　门诊号：　　　住院号：

住院日期：　　年　　月　　日　　出院日期：　　年　　月　　日　　标准住院日：≤42 天

时间	住院第 1 天	住院第 2 天	住院第 3 天
主要诊疗工作	□ 签署知情同意书及各项协议书 □ 病史采集，体格、神经系统检查，精神状况检查 □ 临床评估，社会功能评估，社会心理因素评估，认知功能检查、人格特征及行为模式的评估、风险评估 □ 了解患者及家属关注问题、进行住院指导 □ 初步诊断，提出初步治疗计划 □ 完成首次心理治疗 □ 完成首次病程记录（入院 8 小时内） □ 躯体疾病相关检查检验 □ 躯体疾病对症治疗	□ 上级医师查房，向患者及家属进一步了解病史及病情，确定诊断、制定综合治疗方案 □ 风险评估 □ 完成入院记录（入院 24 小时内） □ 完成首次上级医师查房记录（入院 48 小时内） □ 心理及康复治疗的具体方案制定	□ 上级医师查房，向患者及家属进一步了解病史及病情，核实诊断，完善修订治疗方案 □ 风险评估 □ 完成病程记录 □ 心理及康复治疗
重点医嘱	**长期医嘱：** □ 抑郁障碍护理常规 □ 级别护理 □ 精神病护理 □ 饮食 □ 入首发抑郁障碍临床路径 □ 留陪侍人 □ 风险防范措施 □ 精神科监护 □ 抗精神病药物治疗监测 □ 抗抑郁药物及其他辅助药物 □ 改善认知功能药物 □ 物理治疗 □ 康复治疗 □ 精神科其他常用治疗 □ 依据病情需要下达	**长期医嘱：** □ 抑郁障碍护理常规 □ 级别护理 □ 精神病护理 □ 饮食 □ 入首发抑郁障碍临床路径 □ 留陪侍人 □ 风险防范措施 □ 精神科监护 □ 抗精神病药物治疗监测 □ 抗抑郁药物及其他辅助药物 □ 改善认知功能药物 □ 物理治疗 □ 康复治疗 □ 精神科其他常用治疗 □ 依据病情需要下达	**长期医嘱：** □ 抑郁障碍护理常规 □ 级别护理 □ 精神病护理 □ 饮食 □ 入首发抑郁障碍临床路径 □ 留陪侍人 □ 风险防范措施 □ 精神科监护 □ 抗精神病药物治疗监测 □ 抗抑郁药物及其他辅助药物 □ 改善认知功能药物 □ 物理治疗 □ 康复治疗 □ 精神科其他常用治疗 □ 依据病情需要下达

续表

重点医嘱	**临时医嘱：** □ 首诊精神病检查 □ 血细胞分析 □ 尿液检查 □ 粪便常规检查 □ 血生化 □ 内分泌检查 □ 感染性疾病筛查 □ 电生理检查 □ 影像学检查 □ 临床评估量表 □ 社会功能评估量表 □ 社会心理因素评估量表 □ 认知功能检查 □ 人格量表 □ 行为量表 □ 心理治疗 □ 依据病情需要下达	**临时医嘱：** □ 复查异常化验 □ 对症处理药物副作用 □ 心理治疗 □ 依据病情需要下达	**临时医嘱：** □ 复查异常化验 □ 对症处理药物副作用 □ 心理治疗 □ 依据病情需要下达
心理治疗	□ 初始访谈 □ 收集患者资料	□ 参加医师查房 □ 心理治疗	□ 参加三级医师查房 □ 诊断评估 □ 心理治疗
康复治疗		□ 适宜的康复治疗	□ 适宜的康复治疗
病情变异记录	□ 无　□ 有，原因： 1. 2.	□ 无　□ 有，原因： 1. 2.	□ 无　□ 有，原因： 1. 2.
护士签名			
医师签名			

时间	住院第 4～7 天	住院第 8～14 天	住院第 15～42 天
主要诊疗工作	□ 三级医生查房，根据病情调整治疗方案 □ 完成病程记录 □ 复查临床评估量表、社会功能评估量表 □ 风险评估 □ 复查血细胞分析、尿液检查、血生化、泌乳素、心电图 □ 评估辅助检查结果，结合临床随时复查有临床意义的异常项目，必要时请相关科室会诊或转诊	□ 三级医生查房，根据病情调整治疗方案 □ 完成病程记录 □ 复查临床评估量表、社会功能评估量表 □ 风险评估 □ 复查血细胞分析、尿液检查、血生化、泌乳素、心电图 □ 评估辅助检查结果，结合临床随时复查有临床意义的异常项目，必要时请相关科室会诊或转诊	□ 三级医生查房，根据病情调整治疗方案 □ 完成病程记录 □ 复查临床评估量表、社会功能评估量表 □ 风险评估 □ 复查血细胞分析、尿液检查、血生化、泌乳素、心电图 □ 评估辅助检查结果，结合临床随时复查有临床意义的异常项目，必要时请相关科室会诊或转诊 □ 心理治疗

续表

主要诊疗工作	□ 心理治疗 □ 向患者及家属交待病情	□ 心理治疗 □ 向患者及家属交待病情 □ 躯体疾病相关检查检验 □ 躯体疾病对症治疗 □ 心理及康复治疗	□ 向患者及家属交待病情 □ 躯体疾病相关检查检验 □ 躯体疾病对症治疗 □ 心理及康复治疗
重点医嘱	**长期医嘱：** □ 抑郁障碍护理常规 □ 级别护理 □ 精神病护理 □ 饮食 □ 入伴躯体疾病抑郁障碍临床路径 □ 留陪侍人 □ 风险防范措施 □ 精神科监护 □ 抗精神病药物治疗监测 □ 抗抑郁药物及其他辅助药物 □ 改善认知功能药物 □ 躯体疾病用药 □ 物理治疗 □ 康复治疗 □ 精神科其他常用治疗 □ 依据病情需要下达 **临时医嘱：** □ 血细胞分析 □ 尿液检查 □ 血生化 □ 泌乳素 □ 心电图 □ 临床评估量表 □ 社会功能评估量表 □ 心理治疗 □ 对症处理药物副作用 □ 依据病情需要下达	**长期医嘱：** □ 抑郁障碍护理常规 □ 级别护理 □ 精神病护理 □ 饮食 □ 入伴躯体疾病抑郁障碍临床路径 □ 留陪侍人 □ 风险防范措施 □ 精神科监护 □ 抗精神病药物治疗监测 □ 抗抑郁药物及其他辅助药物 □ 改善认知功能药物 □ 躯体疾病用药 □ 物理治疗 □ 康复治疗 □ 精神科其他常用治疗 □ 依据病情需要下达 **临时医嘱：** □ 血细胞分析 □ 尿液检查 □ 血生化 □ 泌乳素 □ 心电图 □ 临床评估量表 □ 社会功能评估量表 □ 心理治疗 □ 对症处理药物副作用 □ 依据病情需要下达	**长期医嘱：** □ 抑郁障碍护理常规 □ 级别护理 □ 精神病护理 □ 饮食 □ 入伴躯体疾病抑郁障碍临床路径 □ 留陪侍人 □ 风险防范措施 □ 精神科监护 □ 抗精神病药物治疗监测 □ 抗抑郁药物及其他辅助药物 □ 改善认知功能药物 □ 躯体疾病用药 □ 物理治疗 □ 康复治疗 □ 精神科其他常用治疗 □ 依据病情需要下达 **临时医嘱：** □ 血细胞分析 □ 尿液检查 □ 血生化 □ 泌乳素 □ 心电图 □ 临床评估量表 □ 社会功能评估量表 □ 心理治疗 □ 对症处理药物副作用 □ 依据病情需要下达
心理治疗	□ 阶段性评估 □ 团体心理治疗 □ 各种适合的心理治疗	□ 阶段性评估 □ 团体心理治疗 □ 各种适合的心理治疗	□ 阶段性评估 □ 团体心理治疗 □ 各种适合的心理治疗
康复治疗	□ 适宜的康复治疗	□ 适宜的康复治疗	□ 适宜的康复治疗

续表

病情变异记录	□ 无 □ 有，原因： 1. 2.	□ 无 □ 有，原因： 1. 2.	□ 无 □ 有，原因： 1. 2.
护士签名			
医师签名			

时间	拟出院前 1～2 天	出院当天
主要医疗工作	□ 复查血细胞分析、尿液检查、血生化、泌乳素、心电图（距上次复查＞4 天） □ 出院前临床评估量表、社会功能评估量表、风险评估（距上次复查＞4 天） □ 完成出院前心理治疗 □ 出院前社会功能评估 □ 出院前风险评估 □ 完成出院心理治疗 □ 躯体疾病相关检查、检验 □ 躯体疾病对症治疗 □ 制定、安排出院后门诊随访治疗计划（急性期、巩固期） □ 安排好出院后复诊时间及预约挂号 □ 制定院外心理及康复计划	□ 填写出院手续 □ 完成出院病历 □ 填写出院登记表 □ 强调院外随访门诊规范化诊疗流程及注意事项
重点医嘱	**长期医嘱：** □ 抑郁障碍护理常规 □ 级别护理 □ 精神病护理 □ 饮食 □ 入伴躯体疾病抑郁障碍临床路径 □ 留陪侍人 □ 风险防范措施 □ 精神科监护 □ 抗精神病药物治疗监测 □ 抗抑郁药物及其他辅助药物 □ 改善认知功能药物 □ 躯体疾病用药 □ 物理治疗 □ 康复治疗 □ 精神科其他常用治疗 □ 依据病情需要下达	**临时医嘱：** □ 今日出院 □ 依据病情需要下达

续表

重点医嘱	**临时医嘱：** □ 血细胞分析 □ 尿液检查 □ 血生化 □ 泌乳素 □ 心电图 □ 临床评估量表 □ 社会功能评估量表 □ 心理治疗 □ 依据病情需要下达	
心理治疗	□ 阶段性评估 □ 出院心理评估、心理治疗小结 □ 出院后心理康复计划形成	
康复治疗	□ 适宜的康复治疗	
病情变异记录	□ 无　□ 有，原因： 1. 2.	□ 无　□ 有，原因： 1. 2.
护士签名		
医师签名		

（二）患者版临床路径表单

伴躯体疾病抑郁障碍患者版临床路径告知单

科别：　　　姓名：　　　住院号：　　　路径名称：

日期	住院前3天		
医生的工作	□ 安排签署知情同意书及各项协议书 □ 病史采集、体格、神经系统检查、精神状况检查、风险评估等 □ 安排相关实验室、影像学等检查 □ 安排症状、社会心理因素测评等 □ 初步诊断，提出初步治疗计划 □ 进行住院指导、完成首次心理治疗 □ 完成首次病程记录（入院8小时内）	□ 上级医师查房，确定诊断、制定综合治疗方案 □ 风险评估、完成入院记录及次上级医师查房记录 □ 安排完善各项检查，查看化验结果，及时处理有临床意义的异常结果，并向患者或家属说明各项检查结果 □ 按需安排心理治疗、物理治疗	□ 上级医师查房，向患者及家属进一步了解病史及病情，核实诊断，完善修订治疗方案 □ 风险评估 □ 完成病程记录

续表

护士的工作	□ 费用讲解、诊疗安排告知 □ 护理评估、护理量表、制订护理计划 □ 级别护理、入院宣传教育、执行治疗方案 □ 观察进食和睡眠情况、患者安全和治疗情况、患者用药情况及药物不良反应，评估治疗依从性 □ 床边查房、安全检查、室内监护、心理护理、保证入量、清洁卫生 □ 睡眠护理、书写记录、床旁交接班	□ 评估病情变化、调整护理计划 □ 级别护理、执行治疗方案 □ 观察进食和睡眠情况、患者安全和治疗情况、患者用药情况及药物不良反应，评估治疗依从性 □ 床边查房、安全检查、室内监护、心理护理 □ 健康教育、行为康复训练、保证入量、清洁卫生、睡眠护理、书写记录、床旁交接班	□ 评估病情变化、调整护理计划 □ 级别护理、执行治疗方案 □ 观察进食和睡眠情况、患者安全和治疗情况、患者用药情况及药物不良反应，评估治疗依从性 □ 床边查房、安全检查、室内监护、心理护理 □ 健康教育、行为康复训练、保证入量、清洁卫生、睡眠护理、书写记录、床旁交接班
患者及家属的工作	□ 签署知情同意书及各项协议书 □ 了解相关费用配合医护完成病史采集，精神状况检查及相关检查 □ 配合医护完成风险及症状学、社会心理因素测查以及护理评估等 □ 配合医护宣教工作，了解疾病相关知识、诊疗计划及预期结局 □ 配合医护完成首次心理治疗 □ 开放病区家属履行安全陪护职责 □ 遵守医院各项制度	□ 配合各项检查及治疗 □ 及时反映病情变化及相关问题 □ 理解治疗情况 □ 及时与医护沟通，配合处理各类医疗相关问题 □ 配合心理评估、治疗及物理治疗 □ 配合健康教育、行为康复训练 □ 开放病区家属履行安全陪护职责 □ 对开放病区有冲动伤人及不能配合治疗的患者，家属应配合及时转入封闭病区 □ 患者并发严重躯体疾病需要及时治疗的，家属应配合及时转科或转院治疗 □ 遵守医院各项制度	□ 配合各项检查及治疗 □ 及时反映病情变化及相关问题、 □ 理解治疗情况 □ 及时与医护沟通，配合处理各类医疗相关问题 □ 配合心理评估及治疗及物理治疗 □ 配合健康教育、行为康复训练 □ 开放病区家属履行安全陪护职责 □ 遵守医院各项制度
日期	住院第4天～出院前2天	拟出院前1～2天	出院当天
医生的工作	□ 三级医生查房，根据病情、实验室检查及评估调整治疗方案 □ 完成病程记录 □ 按路径相关要求复查相关检查及评估 □ 评估检查结果，及时复查有临床意义的异常项目，必要时请相关科室会诊，执行会诊意见或转诊 □ 向患者及家属交待病情	□ 出院前安排相关检查、病情评估、完成出院前心理治疗 □ 制定、安排出院后门诊随访及治疗计划（急性期、巩固期、维持期）	□ 填写出院手续 □ 完成出院病历 □ 填写出院登记表 □ 强调院外执行门诊随访计划、治疗方案及注意事项

续表

护士的工作	□ 护理量表、评估病情变化 □ 调整及执行护理计划 □ 级别护理、执行治疗方案 □ 观察患者进食和睡眠情况、安全和治疗情况、用药情况及药物不良反应。评估治疗依从性 □ 床边查房、安全检查、室内监护、心理护理、健康教育、行为康复训练 □ 保证入量、清洁卫生、睡眠护理、书写记录、床旁交接班	□ 护理量表、评估病情变化 □ 调整及执行护理计划、级别护理 □ 执行治疗方案、 □ 观察患者进食和睡眠情况、安全和治疗情况、用药情况及药物不良反应。评估治疗依从性 □ 床边查房、安全检查、室内监护、心理护理、健康教育、行为康复训练 □ 保证入量、清洁卫生、睡眠护理、书写记录、床旁交接班	□ 病人满意度 □ 出院护理指导
患者及家属的工作	□ 配合各项检查及治疗 □ 及时反映病情变化 □ 理解治疗情况 □ 及时与医护沟通 □ 配合处理各类医疗相关问题 □ 了解检查及测评结果 □ 配合会诊并执行会诊意见 □ 配合心理评估及治疗、物理治疗 □ 配合健康教育、行为康复训练 □ 对开放病区有冲动伤人及不能配合治疗的患者，家属应配合及时转入封闭病区 □ 患者并发严重躯体疾病需要及时治疗的，家属应配合及时转科或转院治疗 □ 封闭病区按要求探视患者、积极与医护沟通 □ 遵守医院各项制度	□ 配合完成出院前复查及心理评估 □ 了解目前治疗情况 □ 配合完成出院前心理治疗 □ 了解出院后随访及治疗计划	□ 办理出院手续 □ 知晓随访日期及随访治疗计划

第四节 抑郁障碍临床路径知情同意书

临床路径知情同意书强调“自愿”的原则，对符合路径标准的患者采取临床路径管理模式。具体内容包括：临床路径病种管理的目的及临床路径自愿原则。

临床路径病种管理知情同意书

科室　　　住院号

患者姓名		性别		年龄		病房		床号	

临床诊断

临床路径名称

临床路径病种管理目的

临床路径（clinical pathway）是指针对某一疾病建立的一套标准化治疗模式和治疗程序，它是以循证医学证据和诊疗指南为指导形成的临床治疗的综合模式，最终起到规范医疗行为、减少诊疗变异、降低医疗成本、提高医疗质量的作用。

临床路径的标准化诊疗程序是国家卫生计生委推行，由国家权威专家制定的。其优势在于避免传统诊疗模式下医师诊断、治疗的随意性，即避免了同一疾病在不同地区、不同医院、不同治疗组或者不同医师间出现不同治疗方案的现象。在临床路径病种管理的程序下，您将得到更加规范、科学的医疗服务。

入径相关告知事宜

1. 根据经治医师对您的入院诊断，您符合临床路径准入标准。如您同意，住院期间您将按照相应病种临床路径管理程序接受规范、透明的治疗。
2. 入径后，如您不满意或因病情变异不适合继续接受临床路径管理程序，经治医师会及时终止，并根据您病情的需要采取适宜的治疗措施。
3. 如您对临床路径还不了解或不接受临床路径管理的模式，您有权不入径。您本次住院期间的诊疗不会因此受到任何影响。

如您同意接受临床路径管理，请您配合我们完成临床路径诊疗工作，共同努力使您早日恢复健康。欢迎您对我们的临床路径管理工作进行监督。

患者和其监护人（/陪护人）意见：

我已经对上述知情同意书中的内容有了全面了解。

经慎重考虑，同意（ ）/　不同意（ ）接受临床路径管理。（相应括号内打“√”）

患者签字：　　　　监护人（/陪护人）签字：

监护人（/陪护人）与患者关系：

医师签字：　　　　护士签字：

签字日期：　　年　　月　　日

第五节　抑郁障碍临床路径满意度调查

临床路径满意度调查是在患者出院时，由责任护士向其征求对临床路径全程医疗、护理工作的评价，以及对临床路径实施过程中的意见和建议，主要内容包括指导语和患者对医疗护理工作的评价两部分内容，主要为医护是否按照临床路径实施医疗行为，患者对医护的医疗行为是否满意。

实施临床路径管理患者或家属满意度调查表

1. 住院期间您对医生、护士的服务态度是否满意？
①满意　　　②不满意
2. 入院后医生和护士是否介绍环境设施、安全、饮食、疾病、用药等知识？
①详细介绍　②没有介绍
3. 入院期间各项治疗护理工作是否能及时到位？
①及时　　　②不及时
4. 入院后各项检查和化验能否及时完成？
①及时　　　②不及时
5. 检查前医生或护理人员是否会讲解有关注意事项？
①讲解　　　②不讲解
6. 手术患者入院后医生和护士能否介绍手术前后的注意事项？
①详细介绍　②没有介绍
7. 住院期间医生能否按时查房？
①按时　　　②很少
8. 住院期间护士是否能够经常巡视病房，向您讲解疾病和康复知识，并给予指导？
①经常　　　②很少
9. 护士在为您进行注射、输液、发药等治疗前后，能否核对您的姓名、床号？
①能做到　　②做不到
10. 您对临床路径是否满意？
①满意　　　②不满意
调查时间：　　年　　月　　日

第六节　抑郁障碍临床路径实施质量控制

临床路径实施过程中需要对其质量进行控制，而PDCA就是质控的一套方案。PDCA是一个封闭式的循环系统，共分为4个阶段：计划（Plan）、实施（Do）、监管（Check）、结果处理阶段（Action）。计划阶段的具体内容为制定方针、目标、计划书和管理项目；实施阶段具体内容为按计划实地去做，去落实具体对策；监管阶段的工作内容是检查对执行后的效果；结果处理阶段的重点在于总结成功的经验，实施标准化，并依据标准执行；对于没有解决的问题，转入下一轮PDCA循环解决，为制定下一轮计划提供资料。PDCA循环应用了科学的管理理念和处理方法，是推动工作、发现问题和解决问题的有效途径。因此，将PDCA循环应用于临床路径管理各关键环节的控制中，促进了临床路径管理的关键环节根据环境和所面临问题的变化不断改善，对促进临床路径管理在医院有序的开展和医院医疗质量的不断提高具有重要意义。

一、临床路径组织管理（参照《临床路径管理指导原则（试行）》）

（一）建立临床路径三级管理体系

1. 医院临床路径管理委员会和临床路径指导评价小组

（1）构成：管理委员会由医院院长和分管医疗工作的副院长分别担任正、副主任，相关职能部门负责人和临床专家任成员。指导评价小组由分管医疗工作的副院长任组长，相关职能部门负责人任成员。

（2）职责

1）管理委员会职责：

A. 制订本医疗机构临床路径开发与实施的规划和相关制度；

B. 协调临床路径开发与实施过程中遇到的问题；

C. 确定实施临床路径的病种；

D. 审核临床路径文本；

E. 组织临床路径相关的培训工作；

F. 审核临床路径的评价结果与改进措施。

2）指导评价小组职责：

A. 对临床路径的开发、实施进行技术指导；

B. 制订临床路径的评价指标和评价程序；

C. 对临床路径的实施过程和效果进行评价和分析；

D. 根据评价分析结果提出临床路径管理的改进措施。

2. 科室临床路径实施小组

（1）构成：实施小组由实施临床路径的临床科室主任任组长，该临床科室医疗、护理人员和相关科室人员任成员。

（2）职责

A. 负责临床路径相关资料的收集、记录和整理；

B. 负责提出科室临床路径病种选择建议，会同药学、临床检验、影像及财务等部门制订临床路径文本；

C. 结合临床路径实施情况，提出临床路径文本的修订建议；

D. 参与临床路径的实施过程和效果评价与分析，并根据临床路径实施的实际情况对科室医疗资源进行合理调整。

3. 临床路径个案管理员与医务人员

（1）构成：个案管理员由临床科室具有副高级以上技术职称的医师担任。

（2）职责

1）临床路径个案管理员：

A. 负责实施小组与管理委员会、指导评价小组的日常联络；

B. 牵头临床路径文本的起草工作；

C. 指导每日临床路径诊疗项目的实施，指导经治医师分析、处理患者变异，加强与患者的沟通；

D. 根据临床路径实施情况，定期汇总、分析本科室医护人员对临床路径修订的建议，并向实施小组报告。

2）医务人员职责：

A. 经治医师完成患者的检诊工作，会同科室个案管理员对住院患者进行临床路径的准入评估；

B. 符合准入标准的，按照临床路径确定的诊疗流程实施诊疗，根据医师版临床路径表开具诊疗项目，向患者介绍住院期间为其提供诊疗服务的计划，并将评估结果和实施方案通知相关护理组；

C. 相关护理组在为患者作入院介绍时，向其详细介绍其住院期间的诊疗服务计划（含术前注意事项）以及需要给予配合的内容；

D. 经治医师会同个案管理员根据当天诊疗项目完成情况及病情的变化，对当日的变异情况进行分析、处理，并做好记录；

E. 医师版临床路径表中的诊疗项目完成后，执行（负责）人应当在相应的签名栏签名。

（二）临床路径 PDCA 管理模式

1. 计划阶段（Plan）

（1）（参照卫生部文件）随着我国医疗体制改革的不断深入，2009 年，原国家卫生部先后印发了《临床路径管理指导原则（试行）》和《临床路径管理试点工作方案》等相关文件，提出在试点医疗机构推行临床路径管理模式，以降低医疗成本、提高医疗效率、规范临床诊疗、保障医疗安全、提高患者满意度。2011 年，国家卫生部提出个体化给药方案的研究与监测为三甲评审要求。2013 年，国家卫生计生委办公厅颁发的《国家卫生计生委办公厅关于切实做好临床路径管理工作的通知》明确要求，各省级卫生计生行政部门根据本地区的实际，在前期工作的基础上，结合《临床技术操作规范》《国家基本药物目录》《临床技术操作规范》《临床诊疗指南》等，进一步细化地医院各病种的临床路径表单。

（2）（循证医学证据）我国每万人精神科床位仅 1.58 张，每 10 万人仅 1.5 名精神科医生，远低于全球每万人精神科床位 4.36 张和每 10 万人精神科医生 3.95 人的水平。由北京安定医院牵头进行的住院精神疾病患者规范化综合治疗临床路径研究表明，运用临床路径管理组平均住院天数为 39.84 天，传统治疗模式组为 44.2 天，研究组比对照组减少了 5 天。临床路径管理组次均住院费用比传统治疗模式组节省 900 元。此外，临床路径管理组的治疗效果和患者满意度也高于传统治疗模式组。我们严格遵守循证医学思想，在临床路径制定原则的指导下，将最新抑郁障碍研究进展结合疾病特点、医院实际选出可行性评估治疗方案。

（3）（本科室临床路径实践基础）关于精神科的临床路径实践首先在国外开展。目前，在英国国立卫生图书馆网站上展示的精神卫生科临床路径内容涵盖了精神疾病的早期干预规范、入院流程、急性发作患者住院及评估的规范化流程、跌倒的预防及管理、ECT 规范流程及社区康复流程等。而我国也在 2005 年发表了电抽搐规范化护理流程的文章，显示了精神科患者在 ECT 护理中应用临床路径管理模式能明显缩短患者的住院时间，降低住院费用。

2010 年，山西医科大学第一医院根据文件的指导原则，结合精神疾病的特点编制了自己的精神疾病临床路径，并应用于临床检验，在临床试行过程中不断进行总结、反馈、持续改进，进一步完善修订了临床路径。2014 年，以山西省卫生厅医疗质量控制中心精神卫生质控部为平台，组织有关专家进行讨论，修订并细化精神疾病临床路径为 23 个病种，并编写了《常见精神疾病临床路径》。在此基础上，结合抑郁障碍最新研究进展及患者个性特征修订了抑郁障碍个性化临床路径。

2. 实施阶段（Do）

（1）涉及病种逐步增加：1996 年，临床路径在我国开始应用。2009 年，随着我国医疗体制改革的不断深入，原国家卫生部制订了 22 个专业的 112 个病种的临床路径，并在全国 110 家试点医疗机构推行。在进行了中期总结、督导及综合分析总结后，将临床路径的先进经验进行了推广。随后于 2010 年、2011 年和 2012 年又先后推出临床路径病种，并逐步完善了临床路径的管理制度。截止 2013 年 2 月一共公布了 345 个临床路径病种，目前临床路径病种仍在进一步扩大中。

（2）工作流程逐步完善：医院的流程管理主要在于流程规范和流程优化，流程管理实施步骤为：①界定核心流程；②评价核心流程状况并找出薄弱环节；③流程试运行；④再次评估流程将其应用于临床路径管理，构建临床流程管理实施方案。

3. 监测阶段（Check）

（1）重视变异监测：变异是指在按照临床路径的标准计划实施过程中，事先没有想到的新的情况，由于这些行动情况的出现，有可能改变预期结果。变异与患者、医护人员、临床诊疗等方面密切相关，在路径实施过程中变异几乎是时刻存在的，但很多临床路径表格单据均较少的记录变异的情况以及原因，有变异产生却没有详细如实记录，导致我们难以对变异进行分析，不能使原来方案及时得以修订完善。因此，变异监测对提高临床路径管理水平、促进医疗资源的合理应用均有重要作用。

（2）完善监测指标：临床路径综合评价的机制需要确保医疗质量、提供医疗服务、保证医疗安全、提高医疗效率、满足患者满意度以及有效的控制费用等。医院临床路径在完善医院以及科室科学合理的考核制度下进行，主要临床路径评价指标有医疗效率指标、医疗效果指标、经济指标、工作量指标、满意度指标。

4. 处理阶段（Action）

（1）变异分析、处理：临床路径工作小组应定期对收集到的变异情况进行分析和处理，寻找变异发生的原因，根据变异的可控性选择有效的干预措施，促进临床路径的持续完善。对于发生频率过高的变异现象，应对临床路径相关环节进行修改。科学、严格的变异分析管理制度是临床路径管理模式融入现代医学质量管理体系的重要保证。然而，我国的临床路径应用处于起步阶段，提高变异管理的品质与效率、探索多种变异管理的手段与方法是解决当前变异分析方法单一的有效途径。

（2）实施效果反馈：反馈环节是临床路径得以不断完善的关键，贯穿于临床路径实施的整个过程。建立并应用一套完整、科学的医疗质量评价反馈体系，对临床路径的质量进行实时监控是提高医疗质量的重要举措。对临床路径变异信息的反馈效果直接决定了临床路径各个关键环节能否持续有效开展。要更加强调各部门人员的互动、沟通，特别是需要提高医务人员参与临床路径管理的意识，调动各方面的积极性，为临床路径文本的改进、医院管理的改进以及医院信息系统的完善提供依据。

二、临床路径质量控制

（一）临床路径质量控制评价指标

1. 医疗效率指标

（1）平均住院日；

（2）床位使用率；

（3）床位周转率。

2. 医疗效果指标

（1）好转率；

（2）死亡率；

（3）再住院率；

（4）医院感染例数；

（5）抗生素使用率。

3. 经济指标

（1）住院总费用；

（2）药品费用；

（3）检查费用；

（4）病种均费用。

4. 工作量指标

（1）出院人数；

（2）入径率；

（3）完成率；

（4）变异完成率；

（5）变异退出率。

5. 满意度指标

（二）临床路径质量控制方式

1. 基础质量控制　是临床路径得以不断完善的关键，贯穿于临床路径实施的整个过程。临床路径管理基础质量控制的反馈效果决定了环节质量控制能否持续有效开展。基础质量控制包括了相关岗位人员的职责定位以及医院工作核心制度、相关工作人员对核心制度的执行力度等。

2. 环节质量控制　医疗质量就是各医疗环节具体运行的结果，环节质量直接影响整体医疗质量，并提出从系统水平进行环节质量控制、全程质量与重点环节管理相结合、实现医疗环节质量实时监测和控制等建议，通过环节质量控制发现医院重大医疗事故发生率下降，医保控制指标连年较好完成，平均住院天数、药占比等医疗营运指标保持良好态势。

3. 终末质量控制　终末质量控制是对已经完成的临床路径进行最终的质量控制，是对基础质量控制及环节质量控制的复核。建立并应用一套完整、科学的医疗质量评价反馈体系，对医疗环节质量进行实时监控是提高医疗质量的重要举措，终末质量控制主要评价指标有医疗效率指标、医疗效果指标、经济指标、工作量指标、满意度指标。

三、临床路径的持续改进

1. 依据循证医学的最新研究成果。

2. 遵循本土化原则。

3. 结合临床路径质量控制效果评价指标分析。

4. 结合疾病的特点，持续品质改善是保持和提升医疗质量的主要途径，由于临床路径提供了标准化的诊疗过程并对其实行持续监测和定期评价，有利于医疗服务质量的控制和持续改进。临床路径的开发、实施、持续改进、监测和评价这一循环过程是持续品质改善的具体体现。需要根据 PDCA 循环的原理，对临床路径进行不断地持续改进临床路径，目标是为患者提供最佳的服务。因此，临床路径要求定期地根据其实施过程中出现的问题及以国内最新进展，结合本院的实际，及时加以修改、补充和完善。医院可以按照标准路经审核效果，分析执行中所发生的异常情况，总结个案差异，不断寻求诊疗过程中不合理的问题及其原因，并及时解决，持续修正改进临床路径，不断提高诊疗质量，进而达到医疗质量持续改进的目的。

第七节　抑郁障碍临床路径实施信息化管理系统

随着数字化医院的建设，电子病历系统、挂号系统、检验科信息系统等医院信息系统已全面普及使用。纸质临床路径自身存在执行不便、填报耗时、统计困难等一系列问题，又无法与现有医院信息系统融合，造成了临床路径的实施瓶颈。在数字化医院全面建设的今天，纸质临床路径显然不能满足医疗信息化的要求，临床路径电子化势在必行。

随着医院 HIS 系统的推广，多数医院已经实现医疗信息化，在此基础上要实现临床路径的信息化，只能在原有 HIS 系统中嵌入路径路径，限制了临床路径的使用，这样不但提高不了临床路径的使用效率，反而增加了医护人员的负担。目前我国临床路径信息化管理存在的问题如下：

1. 临床路径系统导入功能中没有进行入径的评估，造成很多不符合入径条件的病人进入路径，增加路径的整体变异率。

2. 临床路径系统关键节点管理，需要人工输入，不能按照节点自动过渡，易遗漏工作内容。

3. 临床路径关键质量点控制是手工流程、事后流程，无法及时对关键质量点进行管理。

4. 临床路径系统中临床路径变异分析需要临床医生进行人工判断及记录分析，易遗漏或者误判变异。

5. 临床路径系统数据分析统计工作自动化程序低，许多数据都需要二次加工，每月及季度数据统计的工作量都很大。

6. 多数医院信息系统建设多为孤立架构，缺乏不同系统之间的内在联系，医疗信息资源通常是分散存在的，不利于科研研究的数据收集、整合与分析。

目前“个体化”的思想正逐步渗入到医学实践中，这揭示了新世纪的医学将不再是继续以疾病为主要研究对象，而是以人的健康为研究对象的健康医学。突出个性特征的临床诊疗过程，即个体化诊疗也成为医学发展的必然趋势。但是个性化临床路径的实施必要依靠信息化基础。利用信息化把临床路径的工作流程与辅助决策系统、病人特性联系起来，借助临床路径诊疗流程深入到每个医生的工作实践中，增加临床路径的动态适应能力是临床路径信息化发展的必然。精神疾病临床路径信息化管理需要达到以下几个目标：

1. 实现关键节点的控制　临床路径管理系统根据预设的标准流程对医务人员的诊疗工作进行规范和干预，实现疾病治疗过程中的标准流程。在规定时间内没有完成相应的诊疗工作或医务人员自主修改预设诊疗工作，系统将发出“预警”信号，并要求医务人员提交“原因”，以备查考，同时对诊疗工作中的关键工作进行提醒。

2. 实现实时监控、分析评估功能　所有患者入径信息及变异信息将实时传递给相应的医院管理部门，管理者除可浏览所有入径患者信息外，还可对“标准路径”以外的变异诊疗行为进行必要的评估分析和干预。变异信息可根据分析需要进行分类统计，管理部门可通过系统进行工作效率评价、医疗质量评价、经济指标评价等。

3. 实现入径病人的回访管理　对所有入径患者出院后进行回访，回访的结果作为路径持续改进的依据。

第五章　精神疾病相关重点检查及治疗说明

首先，精神疾病的病因未明，而且各种躯体疾病的首发症状是以精神症状出现，因此诊断上是最容易出现误诊、漏诊，而延误治疗；其次，治疗上由于对精神疾病的误解，长期以来缺乏规范有效的治疗，不能进行全面的评估、综合个体化的治疗，导致患者的病情加重，带来严重的社会问题；再次，各种精神药物会导致副作用，若不及时检查治疗，将给患者带来严重的伤害。由于以上原因，在临床上出现多起医疗纠纷、医疗事故，给医患双方都带来了痛苦及经济损失。随着国家对精神疾病的重视及学科的发展，对精神疾病的诊断治疗不断规范，出台了各种精神疾病的规范化诊疗指南，并在不断地完善改进，不但提高了患者的诊断治愈率，而且提高了医疗质量、医疗安全，降低了医疗差错、医疗事故的发生。以下是精神疾病规范化诊疗相关说明。

第一节　精神疾病检查相关说明

一、精神疾病安全风险评估

精神疾病患者由于角色及情绪的改变，常常会出现一些异常的行为，如自伤、自杀、冲动攻击等，不仅会对患者自身、他人和物品造成伤害或威胁，同时也延长了患者的住院时间，增加了疾病负担。研究显示，在社区精神疾病患者中，自伤、冲动等行为的发生率为 18%～21%；而在住院治疗的精神疾病患者中，由于精神疾病患者多处于疾病的急性期，症状丰富，有的患者正是因为发生了自伤、冲动等行为才被发现并送入院的，因此院内患者自伤、冲动行为高达 45%。为此，90%的精神科医护人员在执业生涯中至少受到过一次攻击。而且研究显示，精神疾病患者自伤、冲动等行为的突出特点是少数患者反复发生（即大多数患者病情稳定时可以控制自己的情绪）且发现这些患者在一般资料、精神状态、诊断分型、历史因素等方面呈现出一系列的特点。因此，如何有效地识别自伤、攻击等冲动行为的危险因素，及时进行准确的评估，可以提示医护人员及患者家属提前做好预防措施，及时消除危险因素，预防和减少冲动行为的发生，是精神科一直特别关注的问题，也是精神疾病患者医疗安全的前提。

二、实验室、脑电生理及影像学检查

1. 性系列 近年来，性激素水平与精神障碍的关系已引起国内外医学界的重视。研究发现，男性内源性抑郁患者血浆睾丸酮水平、促卵泡成熟激素和黄体生成激素较正常人低，其睾丸酮水平与抑郁的严重程度呈负相关。躁狂状态的患者 E_2 无论是平均值还是绝对值均明显低于抑郁状态患者，但 T 值则是前者明显高于后者；曾涛等测定了 60 例精神分裂症患者的血清促卵泡激素（FSH）、黄体生成素（LH）、催乳素（PRL）、睾丸酮（T）、雌二醇（E_2）等激素水平与 20 例正常对照比较，结果提示精神分裂症患者性腺轴存在功能失调；而且还发现，使用精神科药物治疗精神症状的同时，也改善了伴随的性功能障碍，但是精神科药物常见的不良反应也是性功能障碍，影响到 35%～60% 服药人群。因此，为了预防精神疾病症状的加重，提高患者的生活质量，增加服药依从性和减少精神症状的复发，治疗精神障碍的患者时应该考虑到是否需要治疗性功能障碍以及考虑药物副作用对性功能的影响。

2. 甲功系列 很久以来人们已经注意到甲状腺功能与精神障碍密切相关。甲状腺激素过多或不足都会引起精神异常，其中以抑郁最为常见；精神障碍患者也常存在甲状腺功能异常。据统计，精神障碍患者中伴有严重甲状腺功能异常的占 1%～4%，而伴亚临床甲减的则占 4%～40%。甲抗患者抑郁障碍的发生率为 31%～69%，抑郁症患者抗甲状腺抗体滴度增高者发生率可达 20%，而普通人群只有 5%～10%；同时，抑郁症患者体内甲状腺结合抑制性免疫球蛋白也高于正常，提示存在针对甲状腺的自身免疫过程。因此，美国临床内分泌协会提出，在每一个抑郁症患者中必须排除临床甲减或亚临床甲减的诊断。在其他精神障碍中发现甲状腺功能异常的证据结论不一致，但是甲状腺功能和精神障碍的相互作用是不容忽视的，对精神障碍患者特别是抑郁的患者，常规检测甲状腺功能是必要的。

3. D-二聚体 由于精神疾病症状以及抗精神药物的镇静作用，导致患者活动减少、卧床增多、进食减少等各种原因，会导致下肢静脉血栓的形成，进而可能出现肺栓塞，危及生命。此外，精神药物的副作用会导致患者代谢及内分泌方面变化，如体重增加、血脂血糖升高，再加活动的减少，会导致下肢静脉血栓的形成。此外，抗精神药物血液系统副作用可引起血液凝固性增加，易发生血管栓塞性疾患。下肢静脉血栓若不能及时发现、治疗，其后果就是栓子的脱落，导致肺栓塞，危及生命。D-二聚体的检查是发现栓塞的最简易、经济的检查，故精神疾病患者在使用抗精神药物前后要监测 D-二聚体，以免栓塞的发生或加重。

4. 头颅影像学检查　近几年对于精神疾病病因机制的研究有了长足的进步，各种假说层出不穷，但相对较一致的观点是精神疾病神经发育障碍的假说。由此大量研究报道了相关的脑结构及功能的异常，如抑郁障碍的脑影响学研究发现抑郁障碍患者的额叶体积减少、海马体积减少、杏仁核体积增大、基底节体积改变等，精神分裂症研究发现，首发精神分裂症患者大脑组织的丧失，导致其出现脑体积减小、脑室扩大、脑萎缩等异常。尽管目前对于精神疾病的脑影像研究有一定的不足和限制，但足以证明精神疾病存在脑结构的改变，将来可能是诊断精神疾病的生物学指标之一。除此之外，一些脑器质性隐匿病变也会导致精神病性症状，甚至以精神病性症状首发，在精神科常规行头颅影像学检查一方面可以排查器质性病变，以免延误治疗，另一方面可以根据脑影像结果指导诊断及治疗。

5. 脑电生理检查　在精神科临床上，目前诊断精神障碍的途径仍然主要是基于对症状的观察，迄今还没有公认的提示该障碍的特征性的生物学指标。但是在既往的研究中发现，在精神障碍患者中存在一些脑电生理的异常，如躁狂抑郁性精神病患者常规 EEG 检查的主要发现，在 α 活动的数量及频率方面躁狂症与抑郁症无差异或前者稍快，抑郁症平均频率较正常人低，α 指数也较低，重性抑郁较非重性抑郁 α 指数低等情况。在睡眠脑电研究方面，公认抑郁症患者有睡眠脑电的改变，比较一致的发现是睡眠总时间减少，睡眠潜伏期延长，觉醒增多及早醒，深睡眠减少；在诱发电位检查中，研究最初曾发现精神病性抑郁对于任何固定强度刺激的反应，其初始成分的平均振幅都较高，明显不同于神经症性抑郁、精神分裂症、人格障碍和正常人。由此可见，精神疾病脑电生理的检查对于精神疾病的诊断及疗效的判断是一个客观的生物学指标。除此之外，对精神疾病脑电生理的常规检查也可以排除器质性病变带来的精神病性症状。

6. 其他　研究证实了 HIV 感染人群中重症抑郁及自杀风险的高患病率。由于感染性疾病病程较长，对患者的日常生活及人际交往有很大的影响，很容易引起患者的情感不稳，甚至导致精神疾病。由于一些社会、个人因素，多数患者会隐瞒病史，再则感染性疾病本身也可以导致精神疾病，因此入院常规感染性疾病的筛查是必要的。越来越多的证据发现，精神疾病患者存在的认知功能缺陷和血糖代谢调节紊乱，其糖耐量减低和 2 型糖尿病的发生率较普通人群明显增高，约为普通人群的 2～4 倍，预示着两者可能存在潜在相关性。

三、心理测查及评估

目前，评定量表已经在心理卫生科学研究和临床实践中发挥着重要作用，并将在心理卫生评估工作中继续占有重要地位。评定量表作为心理学的研究方法之一，无论是进行临床诊断、判定疗效，还是进行心理咨询和治疗，均能提供有效的参考依据和参考价值，是分析求助者心理问题的重要工具。其应用范围已涉及心理学、社会学及精神科等领域。精神症状评定量表应用是20世纪60年代精神医学的一大进展，促进了精神医学科研的可比性及科学性，在研究人类行为与心理健康中，必须有标准化及量化工具，才能评定人类行为与心理健康程度、内容及范围。我国在20世纪80年代中期已在精神医学领域中广泛应用。因此，评定量表及相关心理测查在医学心理学研究中是必不可少的测试工具。其评定量表的频率根据量表的性质及患者的病情由精神科医师掌握，其目的是了解患者的症状改善及社会心理因素对患者的影响。

第二节　精神疾病治疗相关说明

一、药 物 治 疗

随着精神科药物的不断发展和完善，精神疾病的药物治疗取得了长足的进步。然而在临床治疗过程中，完全精神科药物并不能完全消除精神疾病的伴随症状，比如认知功能、躯体化症状、睡眠障碍等。近几年一些改善脑循环、营养脑神经的药物在辅助治疗精神疾病中取得很好的效果。如有研究发现，用长春西汀辅助治疗抑郁障碍，疗效显著好于单纯抗抑郁药物治疗。还有一些其他改善脑循环的液体可以改善精神疾病认知功能的报道，如长春西汀改善精神分裂症的认知功能，长春西汀可以改善MECT治疗后导致的记忆损害，奥拉西坦作为中枢系统网状结构的拟胆碱能的益智药，对高级精神活动等大脑的认知和行为活动有益等。其可能机制为，精神障碍患者常伴有焦虑情绪，使微循环血流减少，尤以心脑血管血流减少为甚，而这些药物可以起到扩张血管、改善供血、促进脑代谢、保护、激活或促进神经细胞功能恢复的作用，使得躯体化症状、睡眠障碍症状得以改善，促进了患者记忆及学习能力。大量的研究也报道了灯盏花相关制剂可以明显改善脑血流量，改善脑功能。因此，精神疾病的治疗不再是单一的改善症状，更是要以改善患者的认知、恢复患者的社会功能为目标，要摒弃以前单一用精神科药物的观念，辅助给予改善脑功能药物。

二、心 理 治 疗

心理治疗起源于对精神障碍的治疗，在精神疾病的治疗中，一直起着很重要的作用。其目的是调动和激发病人对现状改善的动机和潜能，以消除和缓解病人的心理问题和障碍，促进其人格的成熟和发展。精神疾病的发生发展与患者的人格特征、社会环境、成长环境及心理因素有很大的关系，有针对性的社会技能训练、家庭治疗、认知康复和放松训练、支持性治疗等，是精神障碍患者辅助的但却有效的心理社会干预。除此之外，对于住院精神疾病患者缓解症状，药物是关键的治疗，但是有效的心理教育，如对于疾病的症状、可能的病因、干预的方法以及药物的作用等的讲述，可使患者了解自己的疾病，减少患者、家属对疾病的恐慌，增强对治疗的信心，使患者对于治疗充满希望，对临床治疗有正性的影响。再者，心理治疗可以增加患者治疗依从性。由于许多药效不明显或药物副作用会导致患者出现对治疗不依从的现象，对于精神障碍者来说是个很危险因素，导致病情的复发和提高重新住院率。因此，对他们的教育应是经常性的、随时的。研究显示，短期的认知行为治疗能增加精神障碍患者治疗的依从和减少复发率。

三、物 理 治 疗

1. 无抽搐电休克治疗（MECT）　MECT 原理是用一定量的短暂脉冲式矩形波电流通过脑部，结合麻醉和肌松技术，引起中枢神经系统大脑皮层癫痫样放电而达到治疗作用，是目前较安全而且有效的物理治疗方法。Kramer 报道，MECT 治疗精神分裂症有效率 75%，躁狂症有效率 90%，抑郁症有效率 90%。国内报道 MECT 总有效率为 85.6%，显效率为 30.9%。由于精神疾病患者可能出现一些自伤、自杀、冲动攻击等行为，如果得不到及时的控制，可能引起严重的后果，但精神科药物存在起效慢、副作用大等缺点，让精神疾病的治疗遇到瓶颈。MECT 效果好，副作用小，能相对快速控制症状，在精神疾病的治疗得到广泛的应用。但 MECT 不能代替药物治疗，效果也具有相对性，在临床使用中需综合评估患者的病情。

2. 经颅磁刺激治疗（rTMS）　近年来，rTMS 技术作为一种无创性脑皮质刺激方法已被应用于精神疾病的辅助治疗中。近期 meta 分析显示在，治疗抑郁症方面 rTMS 组比对照组和假性 rTMS 刺激组具有较大的优越性；在双相躁狂方面进行的 4 项研究中有 3 项发现高频右侧 DLPFC 刺激对双向躁狂有效；对精神分裂症的研究显示，低频 rTMS 对治疗精神分裂症幻听有效，并且安全、易耐受；一项开放性研究报道低频刺激对广泛性焦虑有效；Bloch 等开展了一项随机交叉双盲对照试验，采用高频刺激作用于 13 名 ADHD 成人患者的右侧 DLPFC，结果发现患者的注意缺陷得到了较好的改善。由此提示，rTMS 安全性高，易耐受，适用于门诊及住院患者。根据研究经验我们可以得出，治疗周期 10 次以上对精神障碍的疗效可能会更好。

3. 生物反馈技术等　生物反馈（biofeedback，BF）是在行为疗法的基础上发展起来的一种物理治疗技术，广泛应用于各种生理心理紊乱的病症（如运动控制、便秘、高血压等。有研究报道称脑电生物反馈治疗对于抑郁发作或者伴有抑郁症状的其他精神疾病也是一种非常重要的治疗和干预方式。

第三节　精神疾病疗效评估相关说明

2009 年一项纳入 41 项研究、共计 6564 例抑郁症患者的 meta 分析显示，相当一部分患者在 2 周内获得改善，17 项汉密尔顿抑郁量表（HAMD-17）评分减分率≥20%；此外，抗抑郁药治疗 2 周内改善预测持续有效率和持续临床治愈率的敏感性分别为 81%～98%和 87%～100%，阴性预测值分别为 82%～96% 和 95%～100%，提示 2 周疗效是后期治愈的重要预测指标，早期未获得改善的患者可考虑及时调整方案。因此，为了避免患者康复延迟，早期改善患者的症状，在本路径中精神障碍的疗效预测暂为 2 周。

第四节　影响精神疾病治疗效果的临床因素说明

一、精神疾病因素

确定治疗性质和强度时考虑的因素有：精神疾病症状的严重程度、患者的人格特点、精神疾病相关的认知功能、痴呆、物质滥用等。

二、人口统计和心理社会因素

女性和男性在评价和治疗存在着多方面的差别。有些女性患者的症状会随着性腺激素水平而波动，因此评估应该包括对整个生殖生活史过程中的情绪变化的详细评价（如月经、怀孕、口服避孕、流产、更年期、老年等）。家庭情况及家族病史的问题，包括心境障碍和自杀，也可能影响治疗计划，是初始评估的重要因素。

三、伴发躯体疾病的治疗指征

伴发躯体疾病的精神疾病患者加重了精神疾病的治疗难度。一些躯体疾病除了直接可以引发精神症状外，虚弱、痛苦、慢性躯体疾病常常作为持续的应激，使患者处于精神心理敏感紧张状态。精神疾病也会增加躯体疾病的危险性，如心脏病。由于精神疾病和躯体疾病之间的相互关系，对于躯体疾病患者精神疾病的识别和治疗非常重要，反之亦然。精神科医生还应该注意精神科药物和伴发躯体疾病及患者服用的其他非精神科药物的相互作用。

主要参考文献

江开达，马弘. 中国精神疾病防治指南（实用版）. 北京：北京大学医学出版社，2010.

李凌江，马辛. 中国抑郁障碍防治指南（第 2 版），中华医学电子音像出版社，2015.

刘潇，马谢民. 国内外临床路径应用研究进展. 中国卫生产业，2015，8：3-7.

瞿伟，谭永红，谷珊珊，等. 全病程管理模式对抑郁症患者依从性及疗效的影响. 第三军医大学学报，2014，36（11）：1118-1120.

神经系统疾病伴发抑郁焦虑障碍的诊治专家共识组. 神经系统疾病伴发抑郁焦虑障碍的诊断治疗专家共识. 中华内科杂志，2011，50（9）：799-805.

陶红兵. 基于临床路径管理的医疗质量与费用控制策略. 北京：科学出版社，2010.

吴文源，魏镜，陶明. 综合医院焦虑抑郁诊断和治疗的专家共识，中华医学杂志，2012，92（31）：2174-2181.

于欣，方怡儒. 中国双相障碍防治指南（第 2 版），中华医学电子音像出版社. 2015.

张明园，何燕玲. 精神科评定量表手册，湖南科学技术出版社，2015.

赵鑫，周仁来. 生物反馈对抑郁症干预研究的元分析. 北京师范大学学报（自然科学版），2012，48（1）：101-104.

中国防治认知功能障碍专家共识专家组. 中国防治认知功能障碍专家共识. 中华内科杂志，2006，45（2）：171-173.

中国医院协会. 三级精神病医院评审标准实施细则（2011 年版）. 北京：人民卫生出版社，2012.

周保利，英立平. 临床路径应用指南. 北京：北京大学医学出版社，2012.

Stephen M. Stahl，司天梅，等. Stahl 精神药理学精要神经科学基础与临床应用（第 3 版）. 北京：北京大学医学出版社，2011.

AMERICAN PSYCHIATRIC ASSOCIATION. Practice Guideline for the Treatment of Patients With Major Depressive Disorder Third Edition. 2010.

Andrade L，Caraveo-Anduaga JJ，Berglund P，et al. The epidemiology of major depressive episodes：results from the International Consortium of PsychiatricEpidemiology（ICPE）Surveys. Int J Methods Psychiatr Res，2003，12（1）：3-21.

CANMAT Depression Work Group. Canadian Network for Mood and Anxiety Treatments（CANMAT）2016 Clinical Guidelines for the Management of Adults with Major Depressive Disorder：Section 4. Neurostimulation Treatments. Can J Psychiatry，2016，61（9）：561-575.

Cleare A，Pariante CM，Young AH，et al. Evidence-based guidelines for treating depressive disorders with antidepressants：A revision of the 2008 British Association for Psychopharmacology guidelines. J Psychopharmacol，2015，29（5）：459-525.

Depression in adults，including those with a chronic physical health problem：summary of NICE guidance. BMJ，2009，339：b4108.

Eunsoo Won，Seon-Cheol Park，Kyu-Man Han，et al. Evidence-Based，Pharmacological Treatment Guideline for Depression in Korea，Revised Edition. J Korean Med Sci，2014，29：468-484.

Harris A，Seckl J. Glucocorticoids，prenatal stress and the programming of disease. Horm. Behav，2011，59：279-289.

Holmans P，Weissman MM，Zubenko GS，et al. Genetics of recurrent early-onset major depression（GenRED）：final genome scan report. Am J Psychiatry，2007，164：248-258.

Kendler KS，Gatz M，Gardner CO，et al. A Swedishnational twin study of lifetime major depression. Am J Psychiatry，2006，163：109-114.

Lesch KP，Bengel D，Heils A，et al. Association of anxiety-related traits with a polymorphism in the serotonin transporter gene regulatory region. Science, 1996, 274: 1527-1531.

Lesch KP, Greenberg BD, Higley JD, et al. Serotonin transporter, personality, and behavior: toward a dissection of gene-gene and gene-environment interaction. In: Benjamin J, Ebstein RP, Belmaker RH, eds. Molecular genetics and the human personality. Washington, DC: American Psychiatric Publishing, 2002: 109-135.

Lupien SJ, McEwen BS, Gunnar MR, et al. Effects of stress throughout the lifespan on the brain, behaviour and cognition. Nat Rev Neurosci, 2009, 10: 434-445.

Ma X, Xiang YT, Cai ZJ, et al. Prevalence and socio-demographic correlates of major depressive episode in rural and urban areas of Beijing, China. J Affect Disord, 2009, 115 (3): 323-330.

Maletic V, Robinson M, Oakes T, et al. Neurobiology of depression: an integrated view of key findings. Int. J. Clin. Pract, 2007, 61: 2030-2040.

Moussavi S, Chatterji S, Verdes E, et al. Depression, chronic diseases, and decrements in health: results from the World Health Surveys. Lancet, 2007, 370 (9590): 851-858.

Murgatroyd C, Spengler D. Epigenetics of early child development. Front. Psychiat. 2011, 2: 16.

Reik W. Stability and flexibility of epigenetic gene regulation in mammalian development. Nature, 2007, 447: 425-432.

Sullivan PF, Neale MC, Kendler KS. Genetic epidemiology of major depression: review and meta-analysis. Am J Psychiatry, 2000, 157: 1552-1562.

Szyf M. The early life environment and the epigenome. Biochim. Biophys. Acta. 2009, 1790, 878-885.

Van Praag HM. Crossroads of corticotropin releasing hormone, corticosteroids and monoamines. About a biological interface between stress and depression. Neurotox Res, 2002, 4: 531-555.

Wender PH, Kety SS, Rosenthal D, et al. Psychiatric disorders in the biological and adoptive families of adopted individuals with affective disorders. Arch Gen Psychiatry, 1986, 43: 923-929.

附录 1　卫生部临床路径管理相关文件及抑郁症临床路径（2012 年）

卫生部办公厅关于印发双相情感障碍等 5 个重性精神病病种临床路径的通知

卫办医政发〔2012〕106 号

各省、自治区、直辖市卫生厅局，新疆生产建设兵团卫生局：

2010 年至 2012 年，温家宝总理连续 3 年在《政府工作报告》中提出，开展提高农村居民重大疾病医疗保障水平工作，将儿童白血病、先天性心脏病、重性精神病、艾滋病机会感染、尿毒症等 20 种重大疾病纳入保障和救助试点范围。

按照深化医药卫生体制改革有关工作安排，为保障提高农村居民重大疾病医疗保障水平工作顺利推进，我部组织有关专家，在总结临床路径管理试点工作经验的基础上，结合我国医疗实际，研究制定了双相情感障碍、精神分裂症、持久的妄想性障碍、分裂情感性障碍、抑郁症等 5 个重性精神病病种的临床路径。现印发给你们，请从卫生部网站（医政管理栏目）下载 5 个重性精神病病种的临床路径。

请各省级卫生行政部门结合当地医疗实际，在我部制定的临床路径原则内，指导辖区内有关医院细化各相关病种的临床路径，并在开展重大疾病医疗保障和救助试点工作中实施。请及时总结重性精神病等重大疾病医疗救治工作经验，将有关情况反馈我部医政司。

联系人：卫生部医政司医疗处 连鑫、胡瑞荣、焦雅辉

电　话：010-68792413、68792840

邮　箱：mohyzsylc@163.com

附件：1. 双相情感障碍床路径（2012 年版）.doc

2. 精神分裂症、持久的妄想性障碍、分裂情感性障碍临床路径（2012 年版）.doc

3. 抑郁症临床路径（2012 年版）.doc

卫生部办公厅

2012 年 8 月 14 日

抑郁症临床路径（2012 年版）

一、抑郁症临床路径标准住院流程

（一）适用对象

第一诊断为抑郁发作（ICD-10：F32）。

（二）诊断依据

根据《国际精神与行为障碍分类第 10 版》（人民卫生出版社）。

1. 主要症状为心境低落，兴趣和愉快感丧失，导致劳累感增加和活动减少的精力降低。常见的症状还包括稍做事情即觉明显的倦怠。

2. 病程 2 周以上。

3. 常反复发作。

4. 无器质性疾病的证据。

（三）治疗方案的选择

根据《临床诊疗指南-精神病学分册》（中华医学会编著，人民卫生出版社）、《抑郁障碍防治指南》（中华医学会编著）。

1.进行系统的病史、治疗史采集及精神检查，制定治疗方案。

2.系统的抗抑郁药物治疗。

3.系统的心理治疗和康复治疗。

（四）标准住院日为≤56 天

（五）进入路径标准

1.第一诊断必须符合 ICD-10：F32 抑郁发作疾病编码。

2.当患者合并其他疾病，但住院期间不需要特殊处理也不影响第一诊断的临床路径流程实施时，可以进入路径。

（六）住院后的检查项目

1. 必需的检查项目：

（1）血常规、尿常规、大便常规。

（2）肝功能、肾功能、电解质、血糖、感染性疾病筛查（乙肝、丙肝、梅毒、艾滋病等）。

（3）胸片、心电图、脑电图。

（4）心理测查：汉密尔顿抑郁量表（HAMD-17）、攻击风险因素评估量表、自杀风险因素评估量表、治疗中需处理的不良反应量表（TESS）、护士用住院病人观察量表（NOSIE）、日常生活能力量表（ADL）。

2. 根据具体情况可选择的检查项目：血脂、心肌酶、超声心动图、腹部B超、头颅CT、内分泌检查、凝血功能、抗“O”、抗核抗体等。

（七）选择用药

1. 选择原则：总原则是根据病情，结合备选药物的安全性、耐受性、有效性、经济性和服用的简易性进行选择。即遵循STEPS原则：Safety（安全性）、Tolerability（耐受性）、Efficacy（有效性）、Payment（经济性）、Simplicity（简易性）。

（1）根据患者起病形式、临床症状的特征、既往用药史（品种、疗效、不良应等）以及患者的经济承受能力，结合抗抑郁药物和抗焦虑药物的受体药理学、药代动力学和药效学特征，遵循个体化的原则，选择最适合患者的药物。

（2）对于既往所用药物的疗效好，因中断用药或减药过快所致病情恶化的再住院患者，原则上仍使用原药、恢复原有效剂量继续治疗。

（3）提倡单一抗抑郁药物治疗的原则，避免同时使用作用于同一递质系统的两种或两种以上抗抑郁药物，以免引发5-羟色胺综合症等严重不良反应。

（4）对伴有焦虑和睡眠障碍的抑郁症患者，可联合使用苯二氮䓬类抗焦虑药物，但不能同时使用两种或两种以上该类药物，并应当在睡眠障碍和焦虑症状缓解后逐渐停药，以免引发药物滥用和药物依赖。同时应当注意，大部分抗抑郁药物均有抗焦虑作用，因此无需长时间使用苯二氮䓬类等抗焦虑药物。

2. 药物种类：包括抗抑郁药物、抗焦虑药物和镇静安眠药。

（1）常用的抗抑郁药物包括：选择性五羟色胺再摄取抑制剂（SSRIs），如西酞普兰、氟西汀、氟伏沙明、帕罗西汀、舍曲林、艾司西酞普兰；5-羟色胺和去甲肾上腺素再摄取抑制剂（SNRI），如文拉法辛和度洛西汀；去甲肾上腺素和特定五羟色胺再摄取抑制剂（NaSSA），如米氮平；多巴胺重摄取抑制剂，如安非他酮；经典的抗抑郁药：三环类（TCAs）和四环类（阿米替林、马普替林等）等。

（2）常用的抗焦虑药包括：苯二氮䓬类（BDZ）；5-HT1A部分激动剂，如丁螺环酮；β_1-肾上腺能阻滞剂，如普萘洛尔（心得安）；α_2-肾上腺能激动剂，如可乐定；组胺能阻滞剂，如非那根；TCA 类、SSRI 类和 SNRI 等抗抑郁药。

（3）镇静安眠药：包括咪唑吡啶类（扎来普隆、唑吡坦）、环吡啶类（佐匹克隆）和苯二氮䓬类等。

3. 药物剂量调节：

（1）遵循个体化原则。在治疗开始后的一周内将所用抗抑郁药物剂量快速增至推荐的有效治疗剂量。症状控制后的巩固治疗期，原则上应继续维持急性期的有效治疗剂量，巩固疗效，避免症状复发或病情反复。对于使用剂量较大的患者，在完成快速综合治疗方案后，准备出院前，根据病情可适当减量，但不能低于最低有效量。

（2）苯二氮䓬类药物用于镇静安眠或抗焦虑时，应当在症状改善后逐渐停药。

（3）根据患者病情轻重和病程长短，决定抗抑郁药物维持治疗的疗程。首次发作的抑郁患者，经治疗痊愈后，应继续治疗 8-12 个月；二次发作的患者，痊愈后，应继续治疗 12-18 个月；三次以上发作的患者，应维持治疗 3-5 年；长期反复发作未愈者，应长期乃至终生服药。不同维持治疗疗程中的药物剂量，应视病情轻重、按个体化原则决定。

（八）出院标准

1. 汉密尔顿抑郁量表（HAMD-17）评分，与基线相比减分率≥50%。
2. 严格检查未发现有残留自杀观念和自杀行为。
3. 自知力开始恢复。
4. 配合医疗护理，生活能自理（病前生活不能自理者除外）。
5. 能主动或被动依从服药，患者家属能积极配合实施继续治疗方案。

（九）变异及原因分析

1. 辅助检查异常，需要复查和明确异常原因，导致住院治疗时间延长和住院费用增加。

2. 住院期间病情加重，或出现并发症，需要进一步诊治，导致住院治疗时间延长和住院费用增加。

3. 既往合并有其他精神或躯体疾病，抑郁症等精神病性障碍可能导致合并疾病加重而需要治疗，从而延长治疗时间和增加住院费用。

（十）参考费用标准

约9000～22000元。

抑郁症临床路径表单

适用对象：第一诊断为抑郁发作（ICD-10：F32）

患者姓名：_______ 性别：_______ 年龄：_______ 门诊号：_______ 住院号：_______

住院日期：___年___月___日 出院日期：___年___月___日 标准住院日：≤56天

时间	住院第1天	住院第2天	住院第3天
主要诊疗工作	□ 病史采集，体格检查，精神检查 □ 开立医嘱 □ 化验检查、物理检查 □ 临床评估、风险评估 □ 生活功能评估 □ 初步诊断和治疗方案 □ 向患者及家属交待病情 □ 完成入院病历	□ 上级医师查房 □ 明确诊断 □ 确定治疗方案 □ 药物副反应评估 □ 风险评估 □ 完成病程记录	□ 上级医师查房 □ 确定诊断 □ 确定治疗方案 □ 风险评估 □ 完成病程记录
重点医嘱	**长期医嘱：** □ 护理常规 □ 饮食 □ 药物治疗 □ 心理、康复治疗 **临时医嘱：** □ 血常规、尿常规、大便常规 □ 肝肾功能、电解质、血糖、感染性疾病筛查 □ 胸片、心电图、脑电图 □ HAMD-17 量表、护士观察量表（NOSIE） □ 自杀风险因素评估量表、攻击风险因素评估量表、日常生活能力量表	**长期医嘱：** □ 护理 □ 饮食 □ 药物治疗 □ 心理、康复治疗 **临时医嘱：** □ 复查异常化验 □ 对症处理药物副作用 □ 自杀风险因素评估量表、攻击风险因素评估表	**长期医嘱：** □ 护理 □ 饮食 □ 药物治疗 □ 心理、康复治疗 □ 处理药物副作用 **临时医嘱：** □ 复查异常化验 □ 自杀风险因素评估量表、攻击风险因素评估表 □ 依据病情需要下达
主要护理工作	□ 护理病史采集 □ 护理计划制订 □ 入院宣传教育 □ 护理量表 □ 评估病情变化 □ 观察睡眠和进食情况 □ 观察患者安全和治疗情况 □ 观察治疗效果和药物不良反应 □ 修改护理计划 □ 特级护理	□ 护理量表 □ 评估病情变化 □ 观察睡眠和进食情况 □ 观察患者安全和治疗情况 □ 观察治疗效果和药物不良反应 □ 修改护理计划 □ 特级护理 □ 室内监护 □ 安全检查	□ 护理量表 □ 评估病情变化 □ 观察睡眠和进食情况 □ 观察患者安全和治疗情况 □ 观察治疗效果和药物不良反应 □ 修改护理计划 □ 特级护理 □ 室内监护

续表

主要护理工作	□ 室内监护、安全检查 □ 床边查房、床旁交接班 □ 执行治疗方案 □ 保证入量 □ 清洁卫生 □ 睡眠护理 □ 心理护理	□ 床边查房 □ 床旁交接班 □ 执行治疗方案 □ 保证入量 □ 清洁卫生 □ 睡眠护理 □ 心理护理	□ 安全检查 □ 床边查房 □ 床旁交接班 □ 执行治疗方案 □ 保证入量 □ 清洁卫生 □ 睡眠护理 □ 心理护理
心理治疗	□ 初始访谈 □ 收集患者资料	□ 参加医师查房 □ 心理治疗	□ 参加三级医师查房 □ 诊断评估 □ 心理治疗
康复治疗		□ 药物知识 □ 睡眠知识	□ 适宜的康复治疗
病情变异记录	□ 无 □ 有，原因： 1. 2.	□ 无 □ 有，原因： 1. 2.	□ 无 □ 有，原因： 1. 2.
护士签名			
医师签名			
时间	住院第 1 周	住院第 2 周	住院第 3 周
主要诊疗工作	□ 临床评估 □ 药物副反应评估 □ 风险评估 □ 确认检查结果完整并记录 □ 完成病程记录	□ 临床评估 □ 药物副反应评估 □ 风险评估 □ 完成病程记录	□ 临床评估 □ 药物副反应评估 □ 风险评估 □ 完成病程记录
重点医嘱	**长期医嘱：** □ 护理常规 □ 饮食 □ 药物治疗 □ 心理、康复治疗 □ 处理药物副作用 **临时医嘱：** □ HAMD-17 量表 □ 护士观察量表（NOSIE） □ TESS 量表 □ 自杀风险因素评估量表、攻击风险因素评估表 □ 依据病情需要下达	**长期医嘱：** □ 护理 □ 饮食 □ 药物治疗 □ 心理、康复治疗 □ 处理药物副作用 **临时医嘱：** □ HAMD-17 量表 □ 护士观察量表（NOSIE） □ TESS 量表 □ 自杀风险因素评估量表、攻击风险因素评估表 □ 依据病情需要下达	**长期医嘱：** □ 护理 □ 饮食 □ 药物治疗 □ 心理、康复治疗 □ 处理药物副作用 **临时医嘱：** □ HAMD-17 量表 □ 护士观察量表（NOSIE） □ TESS 量表 □ 自杀风险因素评估量表、攻击风险因素评估表 □ 依据病情需要下达

续表

主要护理工作	□ 护理量表 □ 评估病情变化 □ 观察睡眠和进食情况 □ 观察患者安全和治疗情况 □ 观察治疗效果和药物不良反应 □ 修改护理计划 □ 一级护理 □ 安全检查 □ 床旁交接班 □ 执行治疗方案 □ 工娱治疗 □ 行为矫正 □ 睡眠护理 □ 心理护理 □ 健康教育	□ 护理量表 □ 评估病情变化 □ 观察睡眠和进食情况 □ 观察患者安全和治疗情况 □ 观察治疗效果和药物不良反应 □ 修改护理计划 □ 一级护理 □ 安全检查 □ 床旁交接班 □ 执行治疗方案 □ 工娱治疗 □ 行为矫正 □ 睡眠护理 □ 心理护理 □ 健康教育	□ 护理量表 □ 评估病情变化 □ 观察睡眠和进食情况 □ 观察患者安全和治疗情况 □ 观察治疗效果和药物不良反应 □ 修改护理计划 □ 一级护理 □ 安全检查 □ 床旁交接班 □ 执行治疗方案 □ 工娱治疗 □ 行为矫正 □ 睡眠护理 □ 心理护理 □ 健康教育
心理治疗	□ 阶段性评估 □ 各种心理治疗	□ 阶段性评估 □ 各种心理治疗	□ 阶段性评估 □ 各种心理治疗
康复治疗	□ 情绪管理 □ 技能训练 □ 其他适当的康复治疗	□ 行为适应 □ 技能训练 □ 其他适当的康复治疗	□ 技能评估 □ 技能训练 □ 其他适当的康复治疗
病情变异记录	□ 无　□ 有，原因： 1. 2.	□ 无　□ 有，原因： 1. 2.	□ 无　□ 有，原因： 1. 2.
护士签名			
医师签名			
时间	住院第4周	住院第6周	住院第7周
主要诊疗工作	□ 临床评估 □ 化验检查 □ 心电检查 □ 药物副反应评估 □ 风险评估 □ 完成病程记录	□ 临床评估 □ 药物副反应评估 □ 风险评估 □ 完成病程记录	□ 临床评估 □ 药物副反应评估 □ 风险评估 □ 完成病程记录
重点医嘱	**长期医嘱：** □ 护理常规 □ 饮食 □ 药物治疗 □ 心理、康复治疗	**长期医嘱：** □ 护理 □ 饮食 □ 药物治疗 □ 处理药物副作用	**长期医嘱：** □ 护理 □ 饮食 □ 药物治疗 □ 心理、康复治疗

续表

重点医嘱	□ 处理药物副作用 **临时医嘱：** □ HAMD-17 量表 □ 护士观察量表（NOSIE） □ TESS 量表 □ 自杀风险因素评估量表、攻击风险评估表 □ 血常规、肝肾功能、电解质、心电图 □ 依据病情需要下达	□ 心理、康复治疗 **临时医嘱：** □ HAMD-17 量表 □ 护士观察量表（NOSIE） □ TESS 量表 □ 自杀风险因素评估量表、攻击风险评估表 □ 依据病情需要下达	□ 处理药物副作用 **临时医嘱：** □ HAMD-17 量表 □ 护士观察量表（NOSIE） □ TESS 量表 □ 自杀风险因素评估量表、攻击风险评估表 □ 依据病情需要下达
主要护理工作	□ 护理量表 □ 评估病情变化 □ 观察睡眠和进食情况 □ 观察患者安全和治疗情况 □ 观察治疗效果和药物不良反应 □ 修改护理计划 □ 一级护理 □ 安全检查 □ 床旁交接班 □ 执行治疗方案 □ 工娱治疗 □ 行为矫正 □ 睡眠护理 □ 心理护理 □ 健康教育	□ 护理量表 □ 评估病情变化 □ 观察睡眠和进食情况 □ 观察患者安全和治疗情况 □ 观察治疗效果和药物不良反应 □ 修改护理计划 □ 二级护理 □ 安全检查 □ 床旁交接班 □ 执行治疗方案 □ 工娱治疗 □ 行为矫正 □ 睡眠护理 □ 心理护理 □ 健康教育	□ 护理量表 □ 评估病情变化 □ 观察睡眠和进食情况 □ 观察患者安全和治疗情况 □ 观察治疗效果和药物不良反应 □ 修改护理计划 □ 二级护理 □ 安全检查 □ 床旁交接班 □ 执行治疗方案 □ 工娱治疗 □ 行为矫正 □ 睡眠护理 □ 心理护理 □ 健康教育 □ 指导患者认识疾病、药物作用和不良反应 □ 自我处置技能训练
心理治疗	□ 阶段性评估 □ 集体心理治疗 □ 各种适合的心理治疗	□ 阶段性评估 □ 集体心理治疗 □ 各种适合的心理治疗	□ 阶段性评估 □ 集体心理治疗 □ 各种适合的心理治疗
康复治疗	□ 技能评估 □ 技能训练	□ 技能评估 □ 技能训练 □ 家庭社会评估	□ 技能评估 □ 技能训练 □ 家庭社会评估
病情变异记录	□ 无　□ 有，原因： 1. 2.	□ 无　□ 有，原因： 1. 2.	□ 无　□ 有，原因： 1. 2.
护士签名			
医师签名			

续表

时间	住院第8周	出院日（末次评估）
主要诊疗工作	□ 完善化验检查 □ 心电检查 □ 临床评估 □ 药物副反应评估 □ 完成病程记录	□ 出院风险评估、生活功能评估 □ 药物治疗方案 □ 向患者及家属介绍出院后注意事项
重点医嘱	**长期医嘱：** □ 护理常规 □ 饮食 □ 药物治疗 □ 处理药物副作用 **临时医嘱：** □ 血常规、肝肾功能、电解质 □ 心电图 □ HAMD-17量表 □ 护士观察量表（NOSIE） □ TESS量表	**临时医嘱：** □ 日常生活能力量表（ADL） □ 自杀风险因素评估量表、攻击风险评估表 □ 出院
主要护理工作	□ 护理量表 □ 评估病情变化 □ 观察睡眠和进食情况 □ 观察患者安全和治疗情况 □ 观察治疗效果和药物不良反应 □ 修改护理计划 □ 二级护理 □ 安全检查 □ 床旁交接班 □ 执行治疗方案 □ 工娱治疗 □ 行为矫正 □ 睡眠护理 □ 心理护理 □ 健康教育 □ 指导患者认识疾病、药物作用和不良反应 □ 自我处置技能训练	□ 病人满意度 □ 出院护理指导
心理治疗	出院总评估 集体心理治疗	
康复治疗	技能评估	□ 对疾病知晓 □ 家庭适应改善 □ 工作或学习适应改善
病情变异记录	□ 无　□ 有，原因： 1. 2.	□ 无　□ 有，原因： 1. 2.
护士签名		
医师签名		

附录 2　精神疾病临床路径监护、评估表单

一、精神科监护记录单

病房：______床号：______姓名：______性别：______年龄：______诊断：__________________住院号：______

日期时间	意识状态	接触情况	自伤自杀	伤人毁物	外走	木僵状态	饮食情况	自理程度	言语行为紊乱	治疗依从性	护理措施及效果	护士签名

填表内容要求：1. 日期时间：需要具体到分钟；2. 意识状态：清晰、嗜睡、意识混浊、意识错乱、浅昏迷、深昏迷、朦胧状态、谵妄状态；3. 接触情况：主动、被动、违拗、无法接触；4. 自伤自杀、伤人毁物及外走：行为、倾向、暂未发现；5. 木僵状态、言语行为紊乱：重度、中度、轻度、暂未发现；6. 饮食情况：正常、暴食、少食、拒食、喂食、吞咽困难；7. 自理程度：自理、督促、协助、照料；8. 治疗依从性：合作、吐药、藏药、拒药。

二、抗精神病药物治疗监测记录单

患者姓名：________住院号：________记录人：________

日期														
住院天数														
症状	有	无	有	无	有	无	有	无	有	无	有	无	有	无
注意力不集中														
疲倦困乏														
四肢无力														
紧张烦躁														
易怒														
记忆差														
视物模糊不清														
排尿困难														
排便困难														
多尿/多饮														
肌张力障碍														
运动功能减退														
运动功能亢进														
癫痫性发作														
感觉异常														
皮疹														
瘙痒														
月经过多														
闭经														
泌乳														
男性乳房发育														
性欲增强														
性欲减退														
其他形式（请描述）														

备注：若有上述药物不良反应及处理意见病程体现。

三、自杀风险因素评估量表

<table>
<tr><td colspan="5" rowspan="2">时间
项目</td><td colspan="8">评定日期（ 年）</td></tr>
<tr><td></td><td></td><td></td><td></td><td></td><td></td><td></td><td></td></tr>
<tr><td rowspan="18">一类危险因素</td><td colspan="4">抑郁症状</td><td></td><td></td><td></td><td></td><td></td><td></td><td></td><td></td></tr>
<tr><td rowspan="4">自杀观念</td><td colspan="3">无</td><td></td><td></td><td></td><td></td><td></td><td></td><td></td><td></td></tr>
<tr><td rowspan="3">有</td><td colspan="2">频度</td><td></td><td></td><td></td><td></td><td></td><td></td><td></td><td></td></tr>
<tr><td colspan="2">程度</td><td></td><td></td><td></td><td></td><td></td><td></td><td></td><td></td></tr>
<tr><td colspan="2">时程</td><td></td><td></td><td></td><td></td><td></td><td></td><td></td><td></td></tr>
<tr><td rowspan="4">自杀企图</td><td colspan="3">无</td><td></td><td></td><td></td><td></td><td></td><td></td><td></td><td></td></tr>
<tr><td rowspan="3">有</td><td colspan="2">频度</td><td></td><td></td><td></td><td></td><td></td><td></td><td></td><td></td></tr>
<tr><td colspan="2">计划性</td><td></td><td></td><td></td><td></td><td></td><td></td><td></td><td></td></tr>
<tr><td colspan="2">坚定性</td><td></td><td></td><td></td><td></td><td></td><td></td><td></td><td></td></tr>
<tr><td rowspan="5">自杀方式</td><td colspan="3">无</td><td></td><td></td><td></td><td></td><td></td><td></td><td></td><td></td></tr>
<tr><td rowspan="4">有</td><td colspan="2">无具体方法</td><td></td><td></td><td></td><td></td><td></td><td></td><td></td><td></td></tr>
<tr><td colspan="2">方法容易达到和实施</td><td></td><td></td><td></td><td></td><td></td><td></td><td></td><td></td></tr>
<tr><td rowspan="2">救治性</td><td>隐秘难以救治</td><td></td><td></td><td></td><td></td><td></td><td></td><td></td><td></td></tr>
<tr><td>易发现可救治</td><td></td><td></td><td></td><td></td><td></td><td></td><td></td><td></td></tr>
<tr><td colspan="4">自我评价</td><td></td><td></td><td></td><td></td><td></td><td></td><td></td><td></td></tr>
<tr><td colspan="4">无望</td><td></td><td></td><td></td><td></td><td></td><td></td><td></td><td></td></tr>
<tr><td colspan="4">无助</td><td></td><td></td><td></td><td></td><td></td><td></td><td></td><td></td></tr>
<tr><td colspan="4">物质滥用</td><td></td><td></td><td></td><td></td><td></td><td></td><td></td><td></td></tr>
<tr><td rowspan="5">二类危险因素</td><td colspan="4">年龄</td><td></td><td></td><td></td><td></td><td></td><td></td><td></td><td></td></tr>
<tr><td colspan="4">性别</td><td></td><td></td><td></td><td></td><td></td><td></td><td></td><td></td></tr>
<tr><td colspan="4">婚姻状况</td><td></td><td></td><td></td><td></td><td></td><td></td><td></td><td></td></tr>
<tr><td colspan="4">职业情况</td><td></td><td></td><td></td><td></td><td></td><td></td><td></td><td></td></tr>
<tr><td colspan="4">健康状况</td><td></td><td></td><td></td><td></td><td></td><td></td><td></td><td></td></tr>
<tr><td rowspan="4">三类危险因素</td><td colspan="4">人际关系不良</td><td></td><td></td><td></td><td></td><td></td><td></td><td></td><td></td></tr>
<tr><td colspan="4">性格特征</td><td></td><td></td><td></td><td></td><td></td><td></td><td></td><td></td></tr>
<tr><td colspan="4">家庭支持</td><td></td><td></td><td></td><td></td><td></td><td></td><td></td><td></td></tr>
<tr><td colspan="4">事业成就</td><td></td><td></td><td></td><td></td><td></td><td></td><td></td><td></td></tr>
</table>

续表

项目＼时间		评定日期（　　年）							
三类危险因素	人际交往								
	应激事件								
	自知力								
总分									
评定者									

使用说明

一、一类危险因素（总分27分）

1. 抑郁症状：轻度（1分）；中度（2分）；重度（3分）；
2. 自杀观念：无：（0分）；
   有：①频度：偶尔（1分）；经常（2分）；
   ②程度：轻度（1分）；强烈（2分）；
   ③时程：短暂（1分）；持续（2分）；
3. 自杀企图：无：（0分）；
   有：①频度：偶尔（1分）；多次（2分）；
   ②计划性：盲目（1分）；有计划（2分）；
   ③坚定性：犹豫（1分）；下决心（2分）；
4. 自杀方式：无：（0分）；
   有：①方法：无具体的方法（1分）；方法易达到和实施（2分）；
   ②救治性：易发现可救治（1分）；隐秘难以救治（2分）；
5. 自我评价：符合实际（0分）；自责，自我评价低（1分）；自罪（2分）；
6. 无望：无（0分）；有（2分）；
7. 无助：无（0分）；有（2分）；
8. 药物滥用：无（0分）；有（2分）；

二、二类危险因素（总分8分）

1. 年龄：小于45岁（0分）；大于等于45岁（1分）；
2. 性别：女（1分）；男（2分）；
3. 婚姻状况：已婚（0分）；未婚（1分）；离异或丧偶（2分）；
4. 职业情况：在职、在校（0分）；失业、无业（1分）；
5. 健康状况：身体健康（0分）；患病多年未影响功能（1分）；患病多年影响功能（2分）；

三、三类危险因素（总分7分）

1. 人际关系不良：无（0分）；有（1分）；
2. 性格特征：积极乐观（0分）；内向、自卑、冲动（1分）；
3. 家庭支持：良好（0分）；差（1分）；
4. 事业成就：事业有成（0分）；一事无成（1分）；
5. 人际交往：交友多（0分）；交友少（1分）；
6. 应激事件：无（0分）；有（1分）；
7. 自知力：良好（0分）；自知力差（1分）；

注：总体评价：

Ⅰ级：≤10分以下：比较安全。

Ⅱ级：11～20分：有自杀风险。

Ⅲ级：21～30分：高度自杀危险。

Ⅳ级：32～43分：极度自杀危险。

四、攻击风险因素评估量表

时间	等级	病情变化	评定者

注：攻击风险等级分为：Ⅰ、Ⅱ、Ⅲ、Ⅳ四级。

病情变化：指与上一次评估相比情况：a 加重；b 未变化；c 减轻；d 未评。

使 用 说 明

Ⅰ级：女性患者具有下列一项；男性患者具有下列两项：

（1）男性；

（2）精神分裂症，伴有幻听或被害妄想；

（3）躁狂；

（4）物质依赖的脱瘾期；

（5）意识障碍伴行为紊乱；

（6）痴呆伴行为紊乱；

（7）既往人格不良者（有冲动、边缘型人格障碍）。

处理：防冲动，密切观察。

Ⅱ级：（1）被动的言语攻击行为，表现为激惹性增高，如无对象的抱怨、发牢骚、说怪话；

（2）交谈时态度不好、抵触、有敌意或不信任；

（3）精神分裂症有命令性幻听者。

处理：防冲动、重点观察；使用抗精神病性药物降低激惹性。

Ⅲ级：（1）主动的言语攻击行为，如有对象的辱骂；

（2）被动的躯体攻击行为如毁物；

（3）在交往时出现社交粗暴（交谈时突然离去、躲避、推挡他人善意的躯体接触）；

（4）既往曾有过主动的躯体攻击行为。

处理：防冲动，重点观察；实施保护性约束，使用抗精神病性药物降低激惹性；必要时转封闭病房。

Ⅳ级：（1）有主动的躯体攻击行为，如踢、打、咬或使用物品打击他人；

（2）攻击行为造成了他人肉体上的伤害。

处理：转封闭病房。

附录 3　精神疾病临床路径变异记录表

精神疾病临床路径变异记录表

姓名：________　性别：________　年龄：________　住院号：________

路径名称____

变异	变异时间	增加住院费用			延长或缩短住院天数
		检查项目	检查费用	治疗费用	
变异继续					
A. 患者/家属因素					
□ 住院期间发现其它疾病，但不影响其临床路径的继续					
□ 脑梗塞					
□ 冠心病					
□ 高血压					
□ 糖尿病					
□ 高脂血症					
□ 感染					
□ 药物不良反应					
□ 其他					
□ 拒绝路径中治疗、会诊、检查					
□ 要求推迟出院					
□ 病情变化					
□ 敏感体质加药缓慢					
□ 敏感体质换药					
□ 疗效差换药					
□ 其他					
□ 异常检查结果复查					
B. 医务人员因素					
□ 治疗延迟（药物、特殊治疗）					
□ 执行医嘱延迟					
□ 会诊延迟					
□ 其他					
C. 系统因素					
□ 检查（验）延迟					
□ 检查（验）报告延迟					

续表

变异	变异时间	增加住院费用			延长或缩短住院天数
		检查项目	检查费用	治疗费用	
□ 周末及节假日不能检查					
□ 周末及节假日特殊治疗					
□ 设备故障					
□ 其他					
变异出径					
□ 患者出现了严重的并发症，需要改变原治疗方案					
□ 患者要求出院、转院或改变治疗方式					
□ 患者症状或病情发生变化需要更改诊断					
□ 因诊断有误而需要更改诊断					
□ 患者住院日延长超过 7 天					
□ 其他因素					
合计					
结束路径情况	□ 完成		□ 退出		